DR. ANDREA FLEMMER

Krebs
natürlich behandeln

Alle wichtigen ergänzenden Behandlungen
Vorbeugen mit natürlichen Mitteln

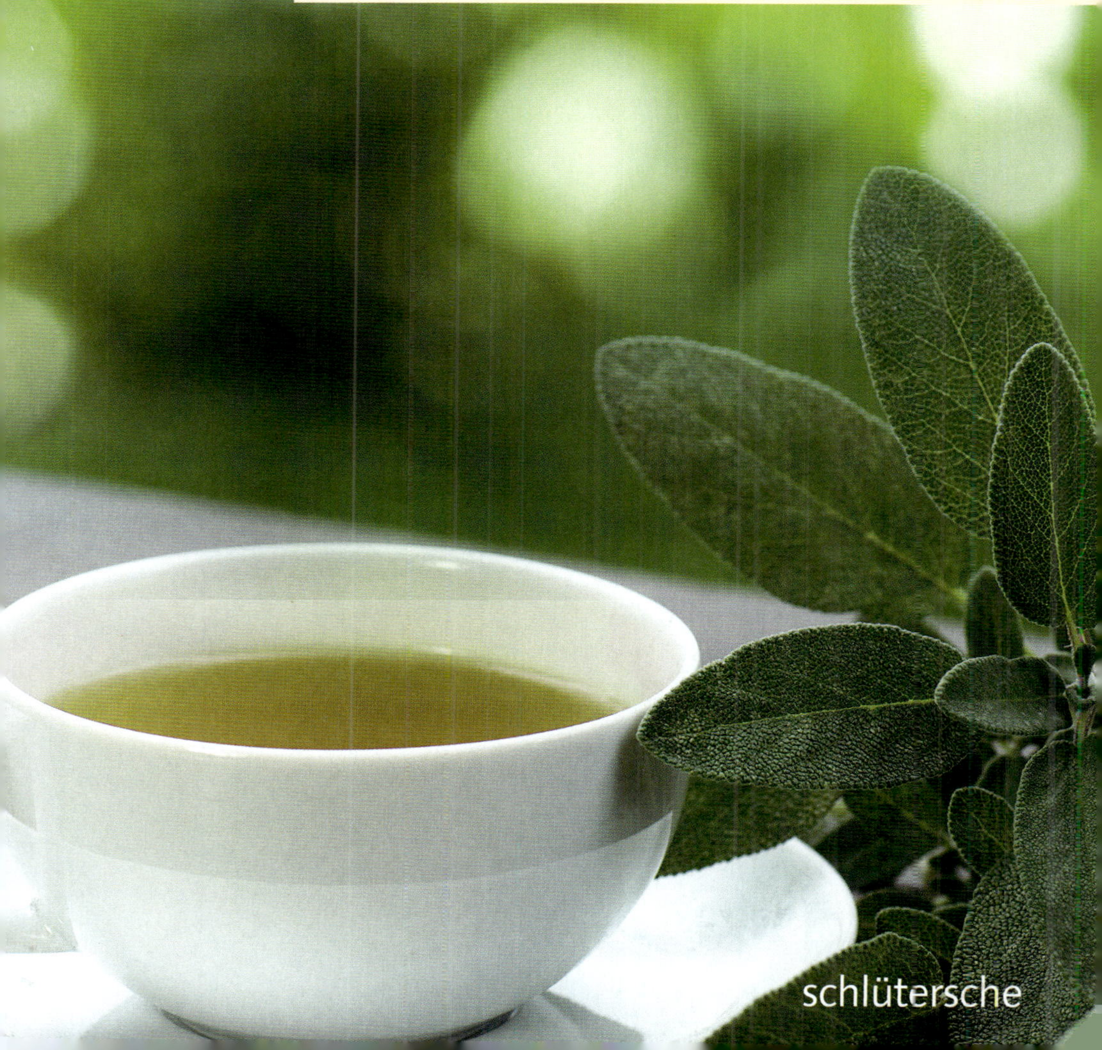

schlütersche

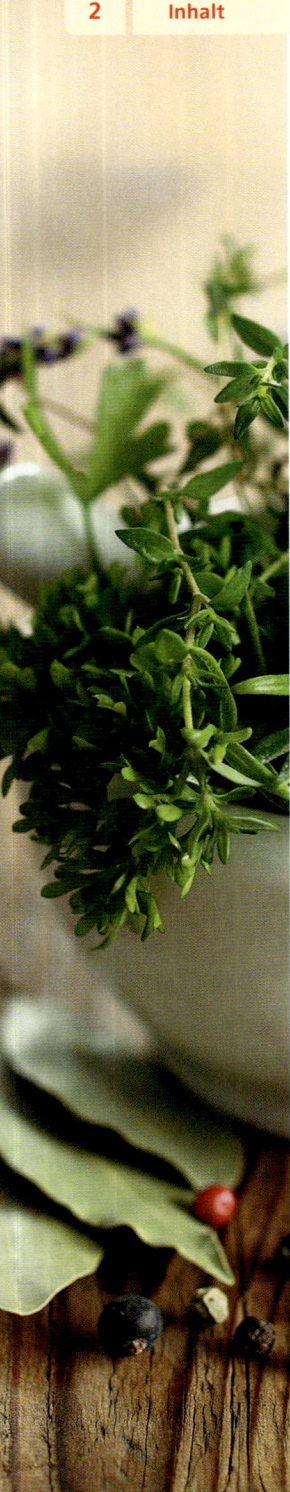

*„Dieses Buch zeigt Ihnen natürliche
Therapien, die Sie ergänzend anwenden
können und die Ihre Selbstheilungskräfte
mobilisieren."*

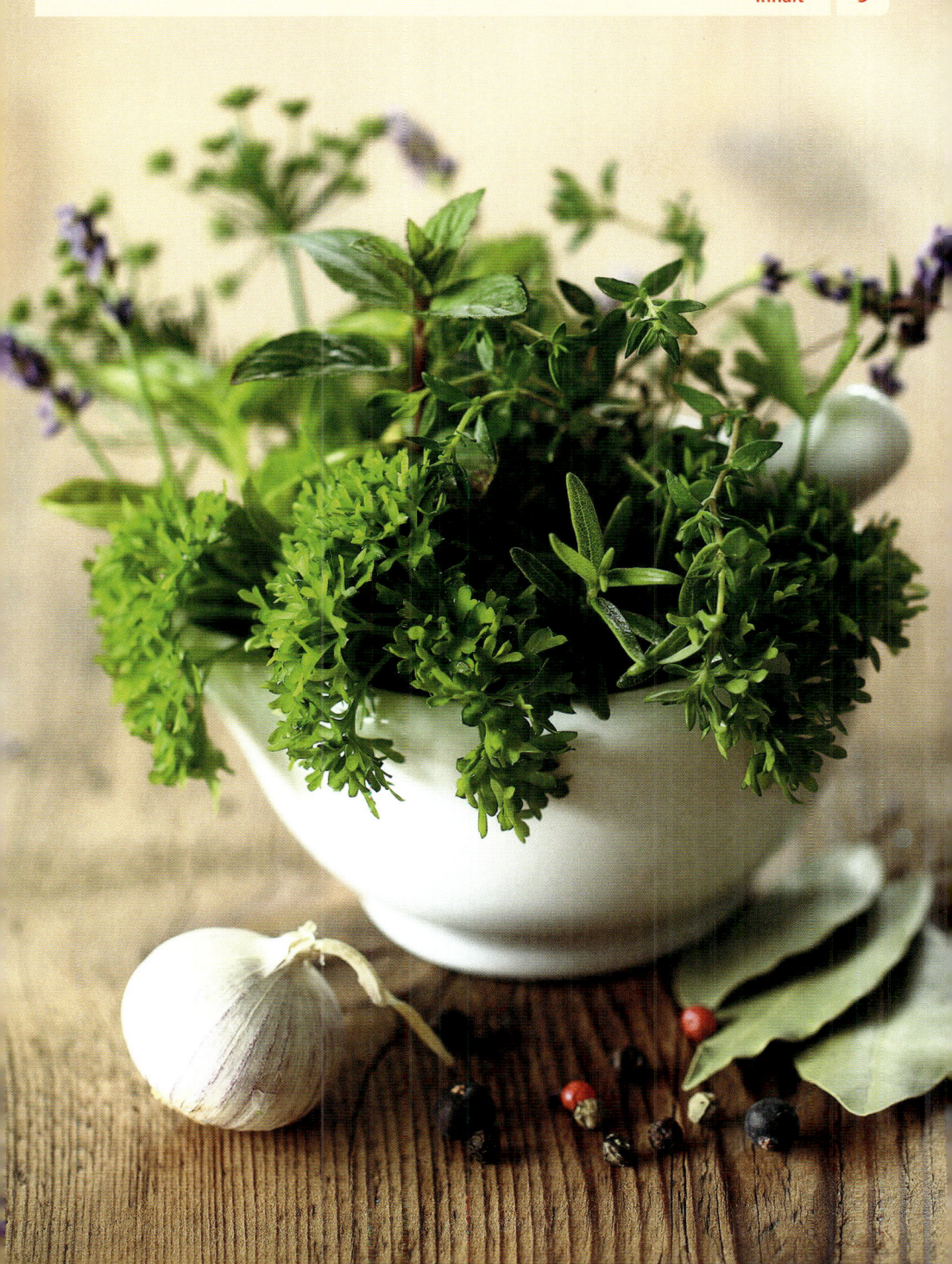

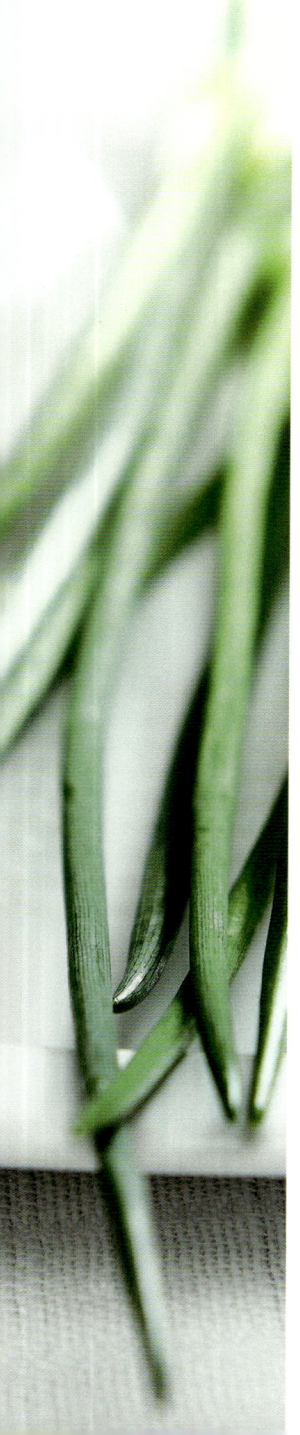

VORWORT

Liebe Leserin, lieber Leser,

Krebs ist nach Herz-Kreislauf-Versagen die Haupttodesursache in der Bundesrepublik – und auf dem besten Weg, den ersten Platz einzunehmen. Jede Minute erfährt bei uns ein Mensch, dass ein Tumor in seinem Körper wächst. Rein statistisch ist in den Industrieländern jeder Dritte von Krebs betroffen. Bei uns sind das jedes Jahr etwa 430.000 Neuerkrankte. Den größten Anteil macht Prostatakrebs bei Männern und Brustkrebs bei Frauen aus.

Etwa 300 verschiedene Tumorarten kennen wir heute. Jede einzelne muss anders behandelt werden. Zu den häufigsten Krebsarten der westlichen Industrieländer gehören Lungen-, Dickdarm-, Brust- und Prostatakrebs sowie Krebserkrankungen der Eierstöcke, Gebärmutterschleimhaut und Bauchspeicheldrüse. Dabei haben Tumore des Darmtrakts, der Lunge, der weiblichen Brust und der Haut zugenommen. Es ist wissenschaftlich bewiesen, dass dies zum Großteil an den Veränderungen unserer Ernährungs- und Lebensgewohnheiten und nicht an genetischen Ursachen liegt. Auch Faktoren wie Umwelteinflüsse und das Rauchen, das ein Drittel aller Krebsfälle zu verantworten hat, spielen eine Rolle.

Immerhin ist es erfreulich, dass die gefährliche Krankheit viel von ihrem Schrecken verloren hat. Dank besserer Behandlungsmöglichkeiten und Früherkennungsuntersuchungen kann heute viel gegen die moderne Geisel getan werden.

Manche Tumorarten, so auch die kindliche Leukämie, haben große Heilungschancen. „Im Vergleich zu den Überlebensraten aus den 1980er-Jahren im Saarland (50 Prozent bis 53 Prozent für Frauen und 38 Prozent bis 40 Prozent für Männer) haben sich die

Überlebensraten von Krebspatientinnen und -patienten in Deutschland insgesamt erheblich verbessert. Aktuell wurden für Patienten, die 2007 und 2008 erkrankten, relative 5-Jahres-Überlebensraten von 59 Prozent für Männer und 64 Prozent für Frauen geschätzt", so das Zentrum für Krebsregisterdaten.

Immer mehr Ärzte und Patienten sehen, dass Fortschritte nur zu erreichen sind, wenn konventionelle und natürliche Therapien zu einer integrativen Krebsbehandlung kombiniert werden. Psychoonkologe Professor Joachim Weis von der Klinik für Tumorbiologie Freiburg verweist auf Studien, die belegen, dass Patienten, die unkonventionelle Behandlungsmethoden in Anspruch nehmen, eine höhere Lebensqualität haben.

Sollten Sie einen Krebs haben, der mittels Operation entfernt werden kann: Wunderbar! Gerade die Chirurgie ist gut entwickelt und wird immer besser.

Dieses Buch zeigt Ihnen natürliche Therapien, die Sie ergänzend anwenden können, um Ihre Selbstheilungskräfte zu mobilisieren und Ihr Immunsystem gegen die bösartigen Krebszellen zu stärken. Die aufgezeigten Möglichkeiten sollen Sie motivieren, an der Heilung mitzuwirken und die Wirksamkeit der Behandlungen zu verstärken. Es ist wichtig, dass Sie einen Arzt finden, der Sie in

„Die Überlebensraten von Krebspatientinnen und -patienten in Deutschland haben sich erheblich verbessert."

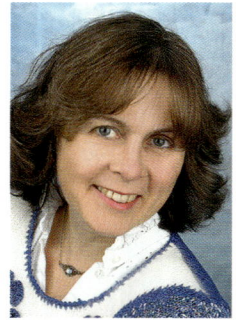

Ihrem Bemühen, selbst etwas zu tun, unterstützt. Es ist auch wichtig, dass Sie Ihren Arzt über alles informieren, was Sie selbst tun oder planen.

Die meisten Krebspatienten, die sich erfolgreich gegen die Krankheit zur Wehr gesetzt haben, stellten als erste Maßnahme ihre Ernährung um. Ihr ist deshalb ein großer Teil dieses Buches gewidmet. Eine Kost mit reichlich Gemüse, Obst und Vollkornprodukten, wenig Fleisch und tierischem Fett stärkt das Immunsystem am wirkungsvollsten. Naturbelassene Lebensmittel liefern zahlreiche bioaktive Substanzen, insbesondere sekundäre Pflanzenstoffe, die an verschiedenen Stellen die Krebsentwicklung stören können.

Mit diesem Buch möchte ich Sie auffordern, Ihre Krebstherapie mit natürlichen Methoden zu unterstützen!

Alles, alles Gute und viel Erfolg wünscht Ihnen

Ihre
Dr. Andrea Flemmer

Hinweis: Im Anhang finden Sie ein kleines Lexikon, in dem wichtige Fachbegriffe, die in diesem Buch häufig auftauchen, kurz erklärt werden.

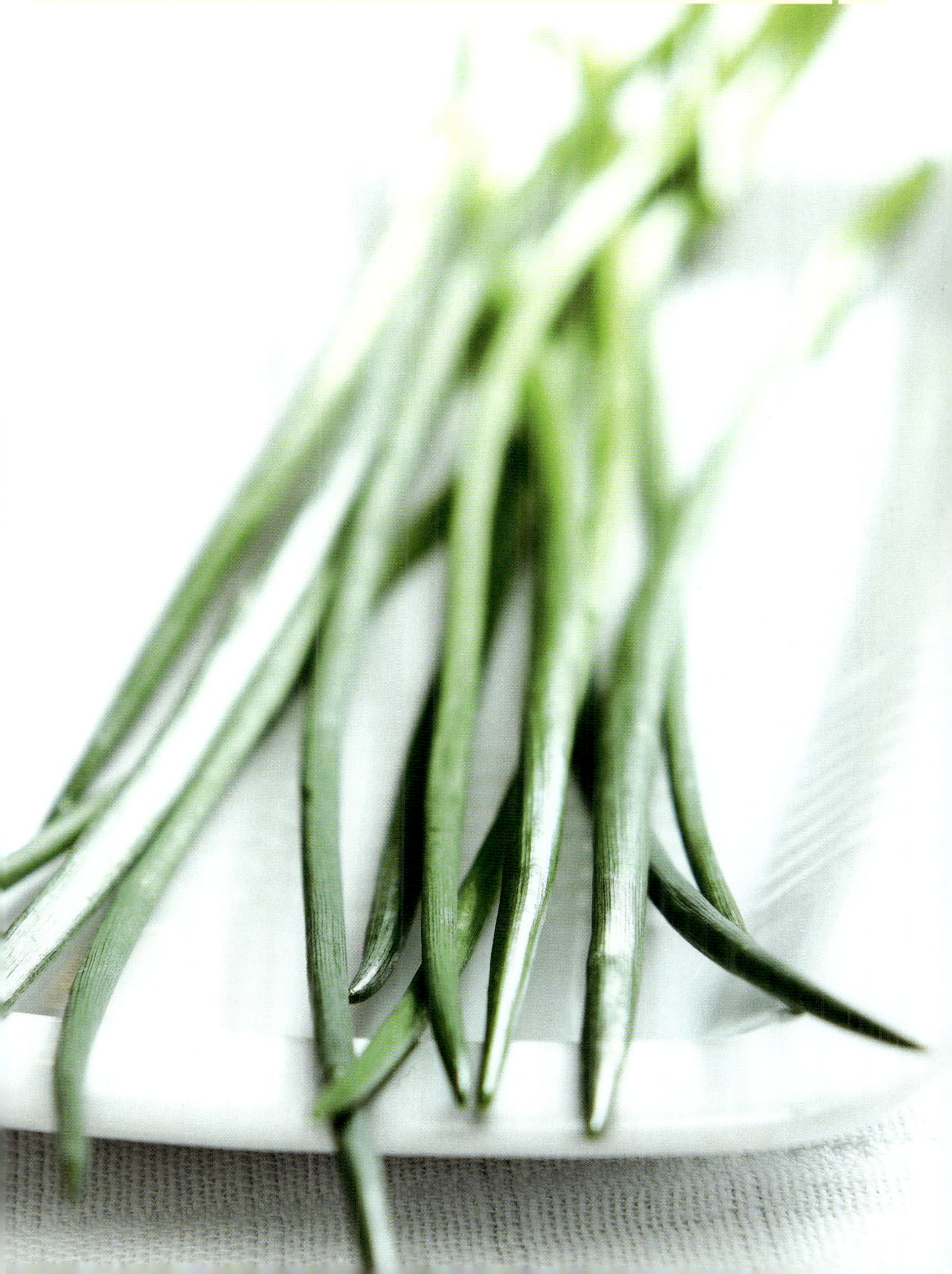

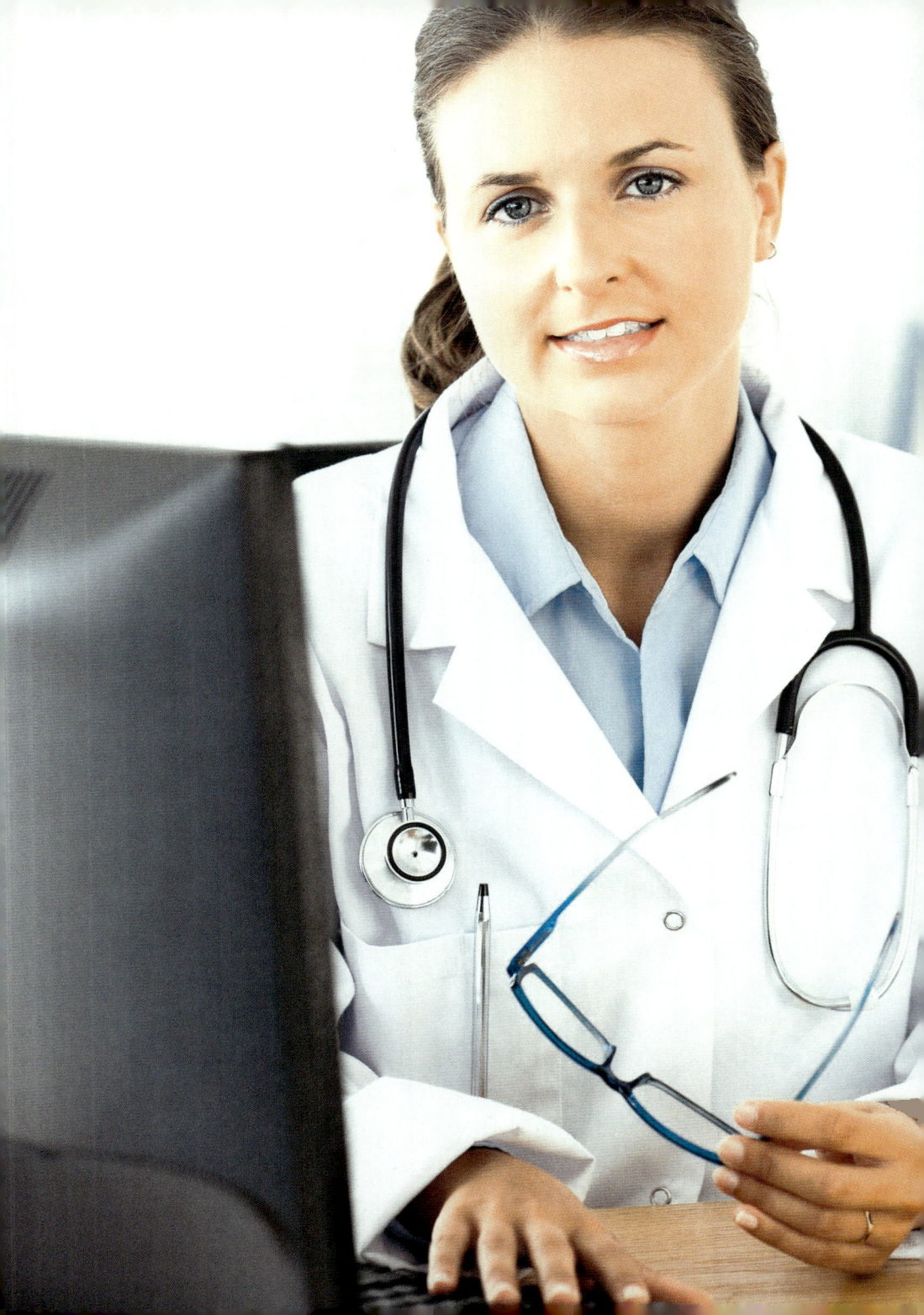

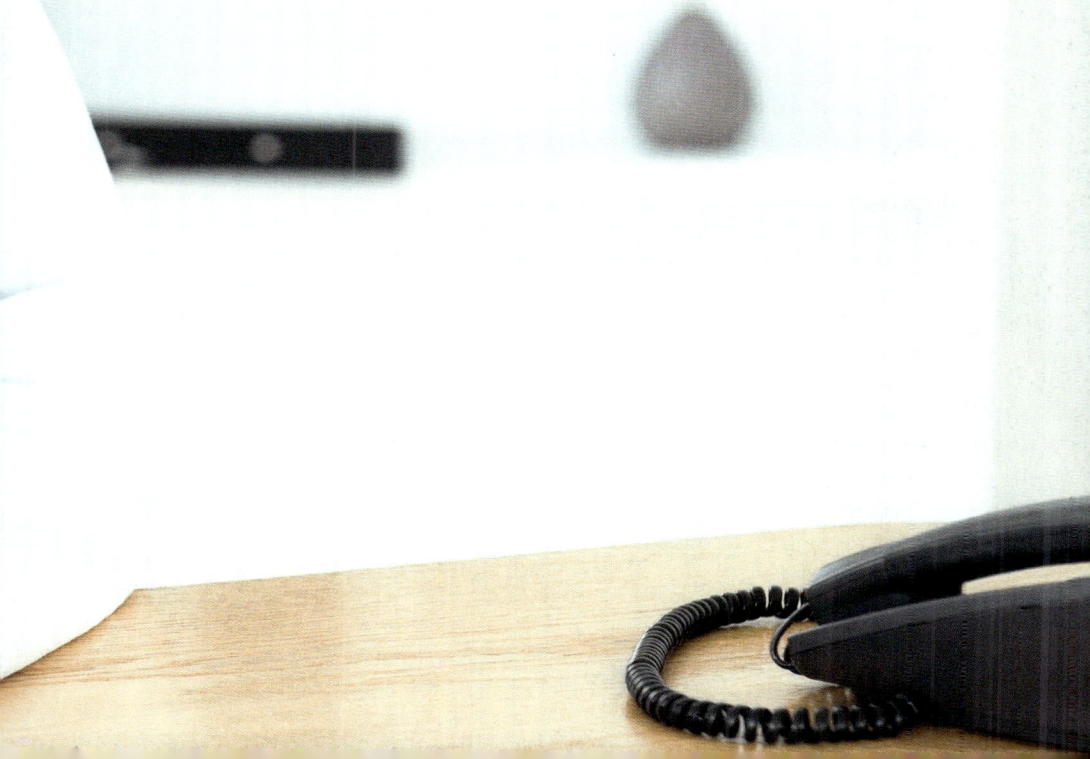

KREBS – WICHTIG ZU WISSEN

Auf einmal ist sie da und fordert Ihre ganze Aufmerksamkeit: die Diagnose Krebs. Ob Sie selbst betroffen sind oder jemand, der Ihnen nahesteht – Sie werden sich mit dem Feind auseinandersetzen müssen, um ihm Paroli zu bieten. Am besten gelingt Ihnen das, wenn Sie ihn besser kennenlernen, seine Strategien, aber auch seine Schwachstellen. In diesem Kapitel erfahren Sie, wie Krebs entsteht, was ihn begünstigt – und mit welchen Waffen sich das Risiko minimieren lässt.

Wie entsteht Krebs?

Krebs ist keine einheitliche Krankheit, sondern ein Oberbegriff für mehr als 300 verschiedene Formen bösartiger Erkrankungen. Nahezu jedes Gewebe unseres Körpers kann gefährliche Entartungen hervorbringen, manchmal sogar mehrere unterschiedliche Typen. Trotz dieser Verschiedenartigkeit entstehen alle Tumoren durch ähnliche grundlegende Prozesse.

Die Zellen eines gesunden menschlichen Körpers leben in einer komplexen Gemeinschaft. Ob sich eine Zelle vermehrt oder nicht, unterliegt dem Einfluss anderer Zellen: Normalerweise teilt sie sich nur, wenn sie von benachbarten Zellen dazu eine Aufforderung erhält.

Ganz anders Krebszellen: Sie durchbrechen die Kontrollen, beachten die üblichen Beschränkungen des Zellwachstums nicht mehr und folgen ihrem eigenen Vermehrungsprogramm. Hinzu kommt ihre Fähigkeit, den Ort ihres Entstehens zu verlassen und sich sogar an weit entfernten Stellen im Körper zu neuen Wucherungen auszuwachsen. Tumoren aus bösartigen Zellen werden im Verlauf ihrer Entwicklung immer aggressiver. Sie können lebenswichtige Gewebe und Organe bis zur Funktionsunfähigkeit schädigen.

Die Entstehung von Krebs ist ein sehr komplizierter Vorgang, der von vielen Faktoren beeinflusst wird. Er entsteht nicht von heute auf morgen, sondern in einem langwierigen, mehrstufigen Prozess, der sich über Jahre und Jahrzehnte ausdehnen kann und letztendlich die Rate der Zellteilung betrifft, das heißt die unkontrollierte Teilung der geschädigten Zelle.

Das Dreistufenmodell der Tumorentstehung

Krebs entsteht der Wissenschaft zufolge in drei Stufen.

Stufe 1: Initiation Während der ersten Stufe, der Initiation (Auslösung), wird bei einer normalen Körperzelle in einer kritischen Region die Erbinformation, die das Zellwachstum reguliert, geschädigt. Man nennt das eine Mutation, also Erbgutveränderung; diese wird bei allen Krebsarten beobachtet und tritt im Unterschied zu normalen Zellen bei Tumoren gehäuft auf.

Als Krebsauslöser – sie werden als Kanzerogene oder Karzinogene bezeichnet – kommen verschiedene Umweltfaktoren infrage (z. B. Viren, radioaktive Strahlung, Schimmelpilzgifte, Sonnenbrand). Auch im Körper entstandene freie Radikale und Hormone (siehe weiter unten) können das Erbgut einer Zelle schädigen. Eine weitere Möglichkeit sind die sogenannten Prokanzerogene, Substanzen, die erst durch Enzyme verändert werden müssen, um zu den eigentlichen Krebsauslösern zu werden.

Bereits eine einzige Aktivität eines Krebsauslösers in sehr geringen Konzentrationen kann ausreichen, um bleibende Erbgutveränderungen hervorzurufen. Dafür muss die gefährliche Substanz, das Virus oder die Strahlung nur in den Körper eindringen und zu den einzelnen Zellen gelangen können – mit der Nahrung ist das nicht weiter schwierig. Normalerweise wird der Körper mit solchen Faktoren fertig, das heißt, er korrigiert die Erbinformation wieder und stellt erneut den Ausgangszustand her. Verliert die Zelle jedoch die Wachstumskontrolle, so beginnt der Krebs zu wachsen.

Stufe 2: Promotion Wenn eine Reparatur nicht möglich war und nunmehr krebsfördernde Substanzen (Promotoren) die geschädigten Zellen beeinflussen, kann sich ein Tumor bilden, das heißt, die Zelle mit der geschädigten Erbsubstanz beginnt sich zu teilen. Diese zweite Stufe nennt man Promotion (Krebsförderung mit Zellvermehrung). Die Promotoren unterstützen diese Teilung und tragen dazu bei, dass sich die Zellen mit dem genetischen Schaden vermehren können und unkontrolliert zu einem Tumor werden. Krebsfördernde Substanzen können beispielsweise bestimmte Fettsäuren oder Alkohol sein.

Stufe 3: Progression In der dritten Phase, der Progression (Fortschreiten der Krebsentstehung), können sich die Zellen des Tumorgewebes ungehindert teilen, der Tumor vergrößert sich und es können sich Metastasen (Tochtergeschwülste) bilden. Hierbei handelt es sich um kleinere Zellen oder Zellverbände, die sich vom ursprünglichen Krebs ablösen und über das Blut und die Lymphgefäße im Körper verteilen. Leider können sie sich an einer beliebigen Stelle ansiedeln und dort ebenso zu einem Tumor heranwachsen. In dieser Phase kommt es zu weiteren Erbgutveränderungen.

Erst wenn im menschlichen Organismus mehrere Steuerungsmechanismen aus dem Ruder laufen, bildet sich ein Tumor. Die wichtigste Erklärung lautet: Es müssen an mehreren Genen, also den Trägern der Erbinformation, Erbgutveränderungen stattfinden – meist unter Einfluss von Umweltfaktoren –, damit Krebs entstehen kann. Das heißt, die Krebsgene, die in jeder Körperzelle vorliegen, müssen erst aktiviert werden, und diejenigen Gene, die seine Entstehung normalerweise verhindern, müssen inaktiviert werden. Vermutlich müssen mehrere dieser „Krebsgene" quasi angeschaltet werden, damit die Krankheit entstehen kann.

Der Einfluss von Hormonen und freien Radikalen

Hormone können das Krebsgeschehen beeinflussen. So scheint z. B. das weibliche Hormon Östrogen eine Rolle bei der Brustkrebsentstehung zu spielen. Generell regen Östrogene das Zellwachstum derjenigen Zellen an, die die entsprechenden Fühler (Östrogenrezeptoren) haben. Eine hohe Eiweißzufuhr, Übergewicht und Fettsucht erhöhen die Östrogenkonzentration und damit das Risiko für entsprechende Krebsarten.

Die Gefahr der Krebsentstehung steigt auch durch einen Überschuss an freien Radikalen. Diese aggressiven, reaktionsfreudigen Substanzen schädigen andere Zellbestandteile, vor allem jedoch die Erbsubstanz. Sie entstehen zum Teil ganz natürlich bei der normalen Zellfunktion und werden normalerweise durch körpereigene Schutzmechanismen unschädlich gemacht. Die Menge der Radikale kann jedoch, z. B. durch radioaktive Bestrahlung, Chemikalien, Rauchen und übermäßigen Stress, massiv ansteigen.

Was unterscheidet Krebszellen von anderen?

Der Körper besteht aus Millionen von Zellen, deren Wachstum, Differenzierung und Vermehrung genau geregelt ist. Auch ihre Aufgaben sind festgelegt: So bilden Hautzellen eine spezielle Schutzschicht vor Sonnenlicht, Nervenzellen dienen der Informationsübertragung, Muskelzellen ermöglichen Bewegung usw. Dabei ist das Wachstum der jeweiligen Zellen eingeschränkt; sie breiten sich z. B. nicht über das Nachbargewebe aus. Ein Beispiel: Wenn man sich verletzt, wachsen Zellen, um die schadhafte Stelle zu reparieren. Ist dies geschehen, so stellen diese Zellen ihr Wachstum ein. Das bedeutet auch, dass die unterschiedlichen Zellen Informationen austauschen und so wissen, wo die anderen beginnen.

Nicht jedoch die Krebszellen. Hier haben die Körperzellen die Fähigkeit verloren, ihre Wachstums- und Vermehrungsrate den Bedürfnissen des jeweiligen Organismus anzupassen. Deshalb sind Zellwachstum und Zellvermehrung von Krebszellen gesteigert. Das heißt: Krebszellen wachsen völlig unkontrolliert und vermehren sich übermäßig; körpereigene Schranken werden ausgeschaltet. Bösartige Tumore breiten sich im benachbarten Gewebe aus und zerstören es. Über das Blut und die Lymphgefäße können die Krebszellen in andere Körperbereiche gelangen und dort Metastasen, also Tochtergeschwülste, hervorrufen.

Leider kann nahezu jede Zelle im Körper zur Krebszelle werden. Der Schlüssel dazu ist die Änderung der Erbsubstanz der betreffenden Zelle. Dadurch wird die Regulation der Zellvermehrung aufgehoben und die Zelle beginnt zu wuchern.

Der Körper kann sich vor Krebs schützen

Das alles hört sich schrecklich an, man könnte fürchten, sofort Krebs zu bekommen. Der Körper hat jedoch viele Möglichkeiten, sich zu schützen. Die meisten Krebsauslöser (Kanzerogene) müssen im menschlichen Körper erst aktiviert werden, bevor sie am Erbgut Schaden anrichten können. Diese Aktivierung – aber auch die Verhinderung der Krebsentstehung – kann durch körpereigene Eiweiße (Enzyme) geschehen sowie durch zahlreiche Substanzen in der Nahrung ausgelöst werden. Sogar geschädigte Erbsubstanz kann noch repariert werden; nur muss dies geschehen, bevor es zur nächsten Zellteilung kommt. Da bei einer Teilung, also der Vermehrung der Zelle, eine identische Kopie erstellt wird, breitet sich ansonsten der Fehler über alle neuen Zellen aus. Dann hilft nur noch die Selbstzerstörung der Zelle, was der Körper als Notmaßnahme auch einleitet.

Aber selbst wenn sich geschädigte Zellen vermehren, kann der Körper sie noch aussortieren. Sollte es jedoch dazu kommen, dass krebsfördernde Agenzien in diesen Prozess eingreifen und die geschädigten Zellen sich dadurch vermehrt ent-

wickeln können, dann, ja dann kann es zu einem Krebs kommen.

Die Fähigkeit, Zellschäden selbst zu reparieren, ist sehr unterschiedlich ausgeprägt, die zelleigenen Reparaturmechanismen funktionieren je nach genetischer Ausstattung verschieden. Und sie können behindert werden, indem man sie z. B. durch einen Mangel an Vitaminen, Mineralstoffen und Spurenelementen schwächt.

Krebs entsteht langsam

Der Zeitraum von der Auslösung bis zum sichtbaren Krebs kann Jahre bis Jahrzehnte betragen – je nach Organ und Gewebe. Man bezeichnet diesen Zeitraum als Latenzzeit. Bestimmte Lungen- und Brustkrebsarten brauchen mindestens fünf Jahre, bevor man die Symptome bemerkt. Währenddessen können sich leider schon Metastasen gebildet haben.

Damit der Krebs tatsächlich entstehen kann, müssen die krebsfördernden Agenzien ständig vorhanden sein. Verschwinden sie aus irgendeinem Grund, dann kann die Tumorbildung noch verhindert werden.

Ob und wann Krebs entsteht, hängt davon ab, ob das Gleichgewicht zwischen entgegengesetzten Wirkungen wie Krebsauslöser, Krebsförderern und Anti-Krebswirkstoffen sowie die körpereigenen Schutzmechanismen aufrechterhalten werden können.

Faktoren, die Krebs auslösen können

90 bis 95 Prozent der Krebserkrankungen sind nach Expertenmeinung im weitesten Sinne umweltbedingt. Damit ist gemeint, dass fast alle Tumorarten nicht genetisch festgelegt, sondern durch falsche Ernährung, Fehlverhalten, Umweltverschmutzung etc. verursacht sind. Das bedeutet jedoch auch, dass 90 bis 95 Prozent aller Tumore theoretisch vermeidbar wären.

Krebstodesfälle durch nicht genetisch bedingte Faktoren

Äußere, nicht genetisch bedingte Faktoren, die für Krebstodesfälle verantwortlich sind:

- Tabak (25 bis 30 Prozent)
- falsche Ernährung (25 bis 30 Prozent)
- Infektionen (ca. 10 bis 20 Prozent)
- Übergewicht (20 Prozent)
- der Beruf (ca. 4 Prozent)
- Alkohol (4 bis 6 Prozent)
- wohnortbedingte Faktoren (z. B. Radonausstoß) etwa 3 Prozent
- Umweltverschmutzung (2 Prozent)
- künstliche Schadstoffe (ca. 1 bis 2 Prozent)
- Medikamente (ca. 1 Prozent)
- Zusatzstoffe (ca. 1 Prozent)

Das heißt: Rauchen und eine ungünstige Ernährungsweise sind für fast zwei Drittel aller krebsbedingten Todesfälle verantwortlich!

„Wir leben in einem Meer von krebsauslösenden Stoffen", stellte der amerikanische Krebsforscher Professor Bruce Ames fest. Das stimmt! Wir leben aber ebenso in einem Meer von krebsverhütenden und das Krebswachstum hemmenden Substanzen. Die Kunst besteht darin, die krebsauslösenden Faktoren zu vermeiden und die krebsvorbeugenden zu verstärken.

Das Risiko, an Krebs zu erkranken, steigt mit zunehmendem Lebensalter. Einerseits summieren sich Schadstoffe und falsche Ernährungsgewohnheiten und andererseits lassen die natürlichen Abwehrkräfte des Organismus nach, je älter man wird. Den Krebszellen wird ein geringerer Widerstand entgegengesetzt. Hier können Sie gegensteuern, indem Sie die Abwehrkräfte stärken und krebsvorbeugende und -hemmende Lebensmittel zu sich nehmen. Leider können Sie nicht alle Formen von Krebs (z. B. Lymphdrüsenkrebs), aber doch viele durch eigenes Verhalten verhindern.

Krebs und Ernährung

Zu Beginn des 20. Jahrhunderts war Magenkrebs die häufigste Krebsart in den Industriestaaten. In der BRD starben 1950 noch 11.000 Frauen und 14.000 Männer daran, 1989 waren es nur noch je 7000 Frauen und Männer: ein Erfolg der Krebsvorbeugung durch Änderung des Ernährungsverhaltens. Der Rückgang dieser Krebsart stimmt auffällig mit dem Rückgang des Salzkonsums und der Konservierung mit Salz sowie dem unkontrollierten Verzehr gepökelter Fleischwaren überein. Auch die Entdeckung des Bakteriums Helicobacter pylori, der für chronische Gastritis verantwortlich gemacht wird, spielt eine Rolle: Er ist ein Wegbereiter für Magenkrebs.

Studien weisen den Weg

Bereits in den 1980er-Jahren vermutete man infolge verschiedener Studien an größeren Bevölkerungsgruppen, dass ein Zusammenhang zwischen Ernährung und Krebs besteht. Diese Vermutungen bestätigten sich und die wissenschaftlichen Untersuchungen weisen darauf hin, dass ein zu geringer Verzehr von Gemüse und Obst das Tumorrisiko erhöht. Man kann dies auch an der Häufigkeit bestimmter Krebsarten in verschiedenen Ländern erkennen. So sterben besonders in den Mittelmeer-

ländern, wie Griechenland oder Italien, in denen viel Obst und Gemüse gegessen wird, wesentlich weniger Menschen an Dickdarmkrebs als beispielsweise in Tschechien, wo der Verzehr dieser Lebensmittel sehr viel geringer ist.

Der World Cancer Research Fund bestätigte nach Auswertung zahlreicher Studien, dass bei 78 Prozent aller veröffentlichten Studien eine deutliche Minderung des Krebsrisikos durch Obst oder Gemüse belegt ist. Da es sehr viele Arten von Krebs gibt, sind die Schutzeffekte natürlich nicht bei jedem Krebs gleich – man denke nur an Hautkrebs. Durch den regelmäßigen Verzehr von Gemüse und Obst ist der Effekt gegenüber Magen-, Darm- und Lungenkrebs am höchsten. Aber auch bei Eierstock-, Blasen- und Nierenkrebs zeigen sich vorbeugende Effekte.

Bei hormonell bedingten Krebserkrankungen wie Brust- und Prostatakrebs trägt die Ernährung nicht so dominant zur Vorbeugung bei wie bei anderen Tumorarten. Jedoch liegen auch Studien vor, in denen das Risiko bei diesen Krebsarten durch Gemüseverzehr ebenfalls erkennbar sank. So zeigte das Vanderbilt-Ingram Cancer Center, dass mit steigender Zufuhr von dunkelgelb-orangem Gemüse das Risiko für Brustkrebs abnahm. Bei dunkelgrünem Gemüse war der Effekt sogar noch deutlicher. Weitere Studien zeigen für Prostatakrebs einen

Schutzeffekt durch den regelmäßigen Verzehr von Tomatenprodukten. Es scheint, dass es bei diesen Krebsarten auch darauf ankommt, welches und wie viel Gemüse und Obst gegessen wird sowie in welcher Qualität es vorliegt.

> Unsere Ernährungsweise ist in sehr kurzer Zeit von einer ballaststoffreichen, kohlenhydratreichen und fettarmen Ernährung mit großem Volumen zu einer konzentrierten, energiereichen Ernährung übergegangen. Diese Übergangszeit war viel zu kurz für den Körper, um sich darauf einstellen zu können – und er reagiert darauf mit Krebs.

Welchen Krebsarten kann man mit gesunder Ernährung verbeugen?

Durch eine Ernährung, die möglichst wenig Karzinogene (krebsauslösende Substanzen) enthält und eine ausreichende Zufuhr von krebsschützenden Pflanzenstoffen garantiert, können Sie Ihr persönliches Krebsrisiko deutlich senken. Wie sich durch die Auswahl der richtigen Lebensmittel viele Krebsfälle verhüten ließen, sehen Sie in der folgenden Tabelle. Dabei ist der Einfluss der Ernährung je nach Krebsart unterschiedlich hoch.

Beispiel Darmkrebs Insbesondere bei dieser Krebsform lässt sich ein eindeutiger Zusammenhang mit der Ernährung herstellen. Eine ballaststoff- und kalziumarme, aber fett- und fleischreiche Nahrung erhöht das Risiko deutlich. Das erklärt, warum diese Krebsform vorwiegend in den Industrienationen auftritt. Diese typische Zivilisationskost verweilt aufgrund der Ballaststoffarmut länger im Darm als ballaststoffreiche Nahrung. Damit haben gesundheitsschädliche Stoffe und die sogenannten sekundären Gallensäuren länger Zeit, ihre schädliche Wirkung auszuüben, die Darmschleimhaut massiv zu schädigen und Krebs auszulösen.

In Deutschland ist Darmkrebs sowohl bei den Neuerkrankungen als auch beim Krebstod bei Männern wie Frauen die zweithäufigste Krebsform. Die Gesellschaft der epidemiologischen Krebsregister geht von fast 30.000 Todesfällen pro Jahr aus. 90 Prozent der Dickdarmkrebsfälle treten nach dem 50. Lebensjahr auf. Das Durchschnittsalter bei Erstdiagnose liegt bei 65 Jahren. Das Risiko, in seinem Leben an Darmkrebs zu erkranken, beträgt bei uns etwa 6 Prozent, daran zu sterben etwa 2,5 bis 3 Prozent. Die wichtigsten Risikofaktoren sind hohes Alter und eine Ernährung, die zu wenig Ballaststoffe und zu viel rotes Fleisch und Wurstwaren enthält.

Anteil der Krebsfälle, die durch bewusste Ernährung vermeidbar wären

KREBSART	ANTEIL DER VERMEIDBAREN KREBSERKRANKUNGEN
Darmkrebs	66–90 %
Dickdarmkrebs	66–90 %
Magenkrebs	66–75 %
Speiseröhrenkrebs	50–75 %
Brustkrebs	33–50 %
Bauchspeicheldrüsenkrebs	33–50 %
Leberkrebs	33–66 %
Mundhöhlen-, Rachen-, Nasen-Rachenkrebs	20–50 %
Kehlkopfkrebs	33–50 %
Nierenkrebs	25–33 %
Gebärmutterkrebs	25–50 %
Lungenkrebs	20–33 % (90 %, wenn man raucht und aufhören kann)
Gallenblasenkrebs	20 %
Gebärmutterhalskrebs	20 %
Eierstockkrebs	10–20 %
Schilddrüsenkrebs	10–20 %
Prostatakrebs	10–20 %
Blasenkrebs	10–20 %
Sonstige	10 %

Die unterschiedlichen Zahlen beruhen auf unterschiedlichen Quellen.

Studien haben ergeben: Je mehr Obst und Gemüse verzehrt wird, desto geringer ist das Erkrankungsrisiko für Darmkrebs. Isst man 34 Gramm Ballaststoffe täglich, sinkt das Risiko für Dickdarmkrebs um 40 Prozent! Ein geringer Verzehr von rotem Fleisch und Wurstwaren reduziert das Risiko noch einmal. Würde man nur 70 Gramm Fleisch pro Tag essen, rechnen Krebsforscher mit einem Rückgang der Darmkrebsfälle um 7 bis 24 Prozent.

Die Ernährung und der damit zusammenhängende Stoffwechsel können in einer sehr komplexen Art auf die Krebsentstehung Einfluss nehmen. Deshalb ist es schwierig, die Krebsentstehung auf einen einzigen Faktor zurückzuführen, vor allem auch deshalb, da wir unsere Nahrung nicht in Form eines isolierten Nährstoffes zuführen, sondern als Lebensmittel, die eine Mischung verschiedener Nährstoffe und bioaktiver Substanzen darstellen.

Die Wissenschaft versucht dennoch, einzelne Komponenten herauszufinden, die an der Krebsentstehung oder Krebshemmung direkt beteiligt sind. Ein isolierter Faktor sind beispielsweise verschimmelte Lebensmittel. Die Giftstoffe, die sie bilden, die sogenannten Aflatoxine, können Tumore des Magens, der Speiseröhre und der Leber verursachen.

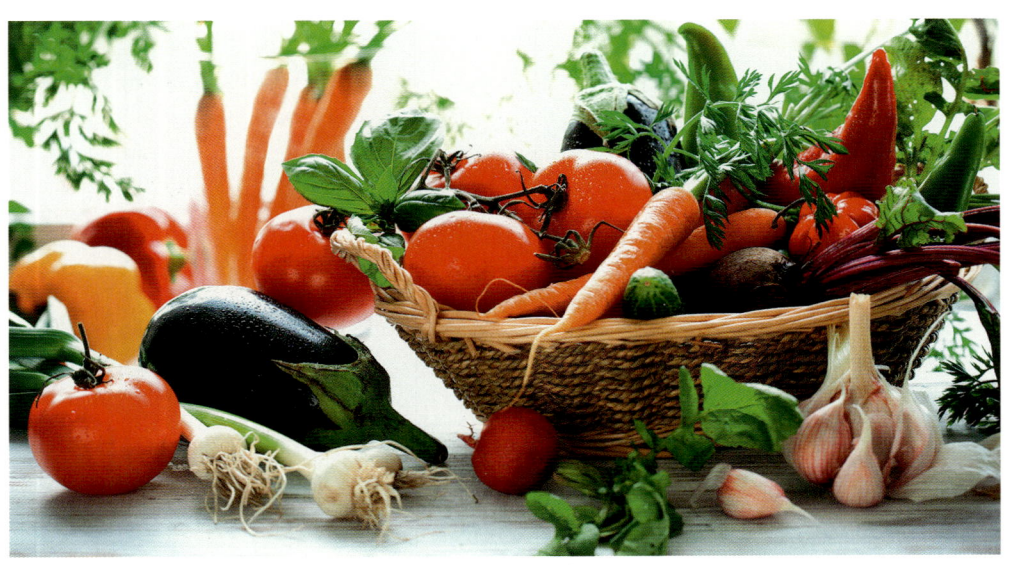

Je mehr Obst und Gemüse Sie verzehren, desto geringer ist Ihr Darmkrebsrisiko.

Früherkennung tut not

Je früher Krebs entdeckt wird, desto größer sind die Chancen, ihn zu heilen. Wird der Tumor früh erkannt, steigen die Chancen auf eine vollständige Heilung bei einigen Krebsarten wie z. B. Dickdarm-, Prostata- und Gebärmutterhalskrebs auf 95 Prozent. Auch sind die notwendigen Behandlungsmaßnahmen problemloser und weit weniger belastend, wenn der Krebs früh statt erst im fortgeschrittenen Stadium erkannt wird. Dafür sind aber regelmäßige Vorsorgeuntersuchungen und Eigenbeobachtung oberstes Gebot. Weitere Untersuchungen können von den Kassen bezahlt werden, wenn es dafür eine medizinische Begründung von einem Arzt gibt. Viele Versicherungstarife von Privatkrankenkassen sehen darüber hinaus gezielte Vorsorgeuntersuchungen vor, und zwar ohne konkrete Diagnosen und Altersbeschränkungen. Manche Krankenkassen bieten zusätzlich Ernährungsberatungen an. Am besten erkundigen Sie sich bei Ihrer Krankenkasse über die speziellen Bedingungen.

Von den Krankenkassen bezahlte Früherkennungsuntersuchungen

Frauen:
- Ab Beginn des 20. Lebensjahres: Jährliche Untersuchung der äußeren und inneren Geschlechtsorgane mit Schleimhautabstrich des Gebärmuttermundes
- Ab dem 30. Lebensjahr: Brustuntersuchung
- Ab dem 45. Lebensjahr: Untersuchungen des Enddarms und zusätzlicher Risikofaktoren
- Ab 50 bis 69 Jahre: Mammographie alle zwei Jahre

Männer:
- Ab dem 45. Lebensjahr: Untersuchung des Dickdarms, der Prostata und äußeren Geschlechtsorgane, Abtasten der Leistenlymphknoten

Beide Geschlechter:
- Alle zwei Jahre Hautuntersuchungen zur Früherkennung von Hautkrebs
- Ab dem 50. Lebensjahr jährliche Untersuchung des Stuhls auf verborgenes Blut
- Ab dem 56. Lebensjahr: Jährlich entweder eine Spiegelung des gesamten Dickdarms (Koloskopie) oder eine weitere Untersuchung des Stuhls auf verborgenes Blut. Die Darmspiegelung kann nach zehn Jahren wiederholt werden.

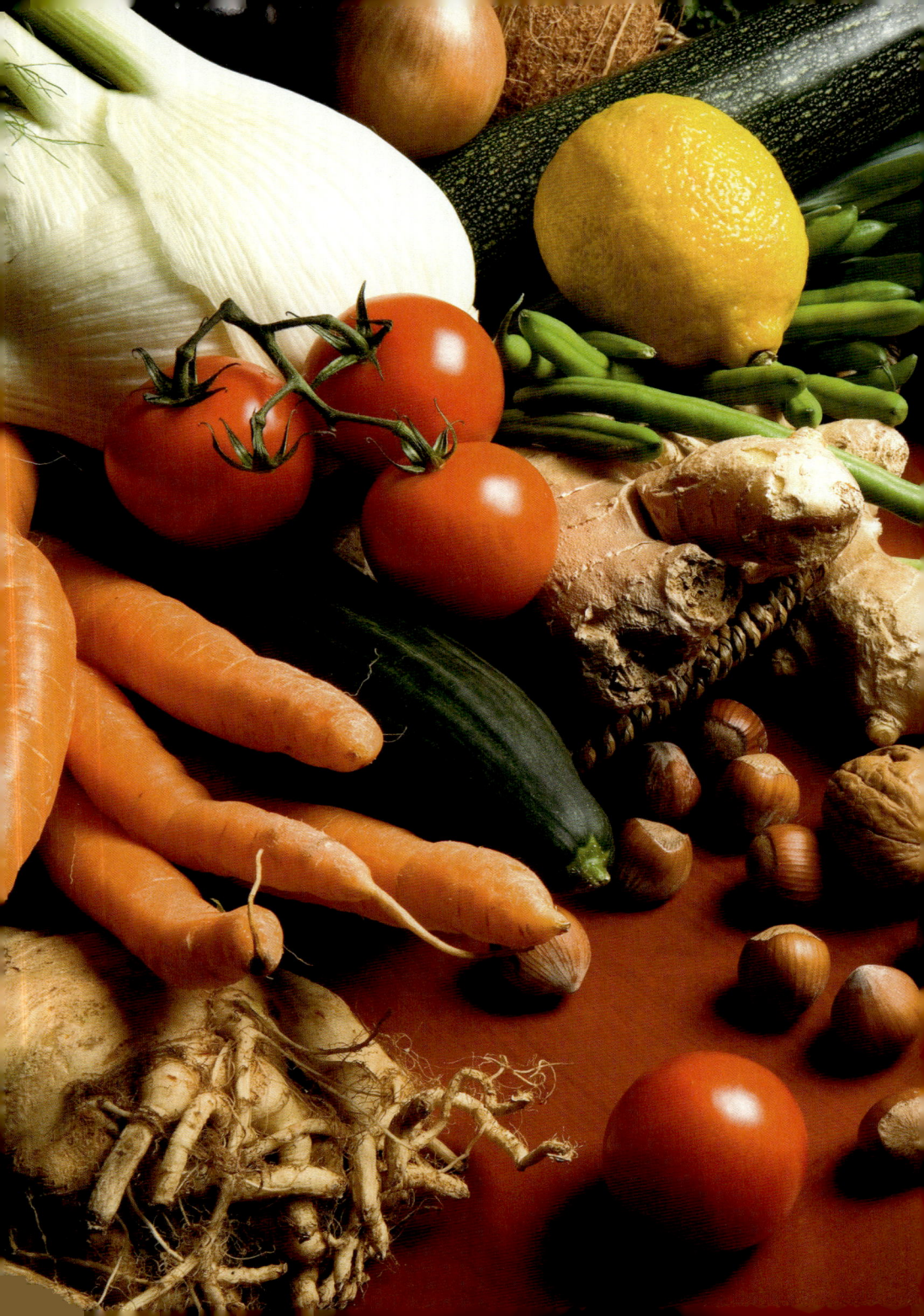

ANTIKREBSSTOFFE IN LEBENSMITTELN

Vielen krebsauslösenden Substanzen können Sie aus dem Weg gehen, vielen anderen jedoch nicht. Aber Sie können sie in ihrer Wirkung empfindlich stören und damit Krebs nicht nur verhüten, sondern zum Teil auch das Fortschreiten eines bestehenden Krebsleidens aufhalten. Die Waffen, die Sie dazu brauchen, stecken in bestimmten Nahrungsmitteln. Um welche Stoffe es sich dabei handelt und wie sie wirken, erfahren Sie in diesem Kapitel.

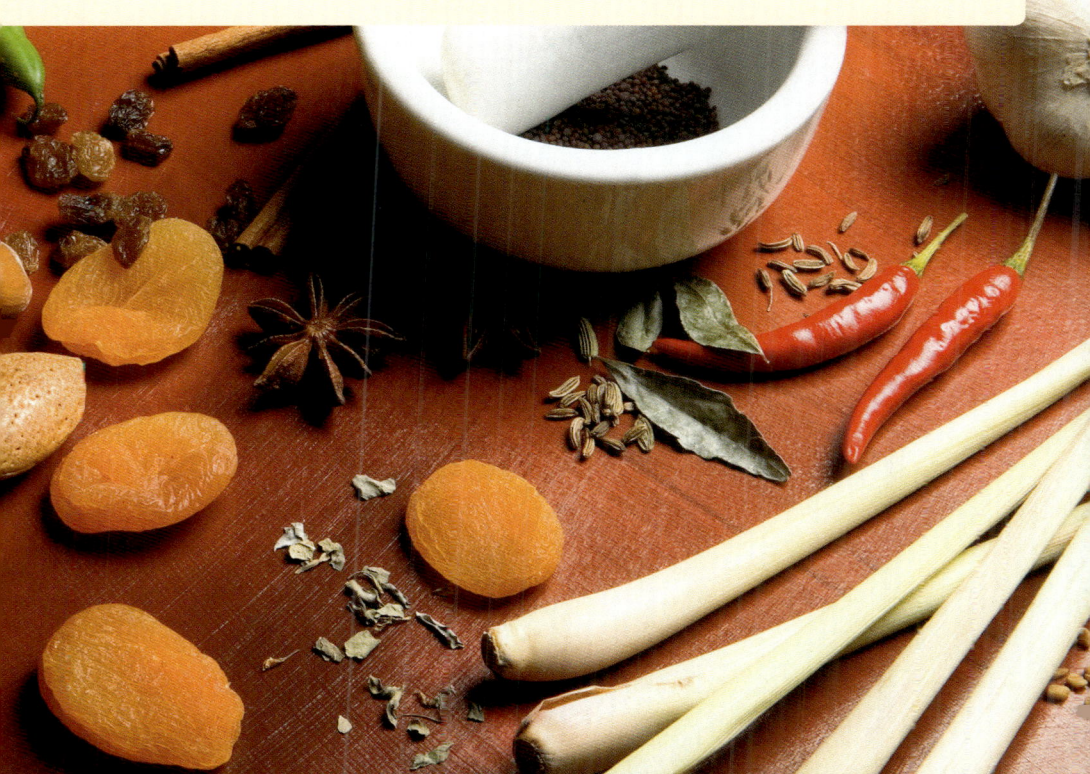

Sekundäre Pflanzenstoffe – klein, aber oho

Sekundäre Pflanzenstoffe zählen wie Ballaststoffe und bestimmte Substanzen in fermentierten Nahrungsmitteln zu den sogenannten bioaktiven Substanzen. Als sekundäre Pflanzenstoffe bezeichnet man im Allgemeinen eine Fülle chemisch sehr unterschiedlicher Verbindungen, die nur in sehr geringen Konzentrationen und nur in Pflanzen vorkommen (Ausnahme Kuhmilch). Sekundäre Pflanzenstoffe werden von der Pflanze gebildet, um die unterschiedlichsten für sie nützlichen Funktionen zu erfüllen, z. B. die Abwehr von Schädlingen und Krankheiten. Sie kennen sicher die Wirkung einiger dieser Stoffe – ohne dass Sie vermutlich wussten, dass sie auf die sekundären Pflanzenstoffe zurückzuführen sind. So wissen Sie von der schützenden Wirkung von Knoblauch vor Herz-Kreislauf-Erkrankungen, von der anregenden von Kaffee oder der stopfenden von Kakao.

Diesen Verbindungen trauen Forscher auch zu, bestimmte Krebsarten erst gar nicht entstehen zu lassen. Sekundäre Pflanzenstoffe in Zwiebelgewächsen, allen Kohlarten, Tomaten, Weizen, Aprikosen etc. haben eine besondere Schutzwirkung vor Krebs.

Bioaktive Substanzen halten gesund
Unter bioaktiven Substanzen versteht man Nahrungsinhaltsstoffe ohne Nährstoffcharakter, also weder Fett noch Eiweiß, Kohlenhydrate, Vitamine, Mineralstoffe oder Spurenelemente. Im Fachausdruck werden sie nichtnutritiv genannt. Darunter fallen sekundäre Pflanzenstoffe und Ballaststoffe, die nur in Pflanzen vorkommen, sowie Substanzen in fermentierten, das heißt milchsauer vergorenen Lebensmitteln wie Joghurt, Käse oder Sauerkraut.
Die bioaktiven Wirkstoffe haben bei kontinuierlicher Zufuhr eine gesundheitsfördernde Wirkung bzw. senken das Erkrankungsrisiko für Zivilisationskrankheiten wie Krebs. Offenbar bestehen Effekte, die sich gegenseitig verstärken, zwischen Tausenden von bioaktiven Substanzen.
Andererseits vermutet man, dass einige ernährungsabhängige Krankheiten teilweise die Folge einer unzureichenden Versorgung mit bioaktiven Substanzen in stark verarbeiteten Lebensmitteln sind.

Sekundäre Pflanzenstoffe üben beim Menschen eine medizinische Wirkung aus und sind auch Bestandteil zahlreicher Arzneimittel. Nehmen wir keine sekundären Pflanzenstoffe zu uns, führt dies zwar nicht zu akuten Mangelerscheinungen, doch erhöht sich nach gängiger wissenschaftlicher Meinung langfristig das Risiko, bestimmte Krebsformen zu entwickeln. Personen, die sich vollwertig ernähren, nehmen automatisch viele dieser gesundheitsfördernden Substanzen auf. Man geht davon aus, dass man mit einer gemischten Kost ca. 1,5 Gramm davon pro Tag zu sich nimmt. Das scheint auf den ersten Blick wenig, ist aber im Vergleich zu Hormonen sehr viel.

Die Wissenschaft untersucht nun schon seit einigen Jahren, welche Stoffe es sind, die positive Wirkungen in puncto Vorbeugung und teilweise auch Heilung von Krebs haben. Man geht von 60.000 bis 100.000 verschiedenen Wirkstoffen aus. Da erst etwa 5 Prozent der Pflanzen im Hinblick auf diese Substanzen untersucht sind, ist zu erwarten, dass man noch viele weitere findet. Von Weißkohl kennt man z. B. mindestens 49 verschiedene. Über ihr Zusammenspiel ist noch fast gar nichts bekannt.

Wie können sekundäre Pflanzenstoffe Krebs verhindern?

Sie werden sich fragen, welche Möglichkeiten sekundäre Pflanzenstoffe überhaupt haben, um Krebs zu verhindern oder sogar gegen bereits vorhandenen vorzugehen. Es ist erstaunlich, aber man kennt bereits einige Methoden und wird mit Sicherheit noch weitere entdecken. Folgende Wirkungen der sekundären Pflanzenstoffe sind bekannt:

- Karotinoide, Polyphenole und Flavonoide lagern sich an der Stelle der DNS (Träger der Erbinformation) im Zellkern an, die sonst Karzinogene besetzen würden. Hierdurch schützen sie die DNS vor negativen Veränderungen und greifen somit in die Initiationsphase, die erste Stufe der Krebsentstehung, ein.

- Sekundäre Pflanzenstoffe verhindern, dass sich inaktive Vorstufen krebserregender Stoffe (Prokarzinogene) in die aktive Form (Karzinogene) umwandeln. Einige der krebsauslösenden Substanzen wie Schimmelpilzgifte, polyzyklische aromatische Kohlenwasserstoffe (PAK) und Nitrosamine liegen in der Nahrung als inaktive Vorstufen vor und werden erst im Körper mithilfe von Enzymen in wirksame Krebsauslöser umgewandelt. Verschiedene sekundäre Pflanzenstoffe können genau diese Enzyme hemmen, sodass weniger krebserregende Verbindungen gebildet werden. Diese Wirkung wurde unter anderem für Phenolsäuren, Glucosinolate und Sulfide nachgewiesen.

- Bestimmte sekundäre Pflanzenstoffe wie die Phenolsäuren verhindern die Bildung von krebserregenden Nitrosaminen.

- Sekundäre Pflanzenstoffe wie Glucosinolate, Monoterpene, Sulfide und Polyphenole können mit bestimmten krebserregenden Stoffen reagieren und biologisch inaktive Produkte bilden, die keinen Beitrag mehr zur Krebsentstehung liefern können. Sie können auch anregen, dass Enzyme bereits aktivierte Karzinogene wieder inaktivieren und der Körper diese ausscheidet.
- Andere sekundäre Pflanzenstoffe binden bereits aktivierte Karzinogene und schalten sie auf diese Weise aus. So reagieren die Phenolsäuren Ellagsäure, Ferulasäure und Kaffeesäure beispielsweise mit polyzyklischen aromatischen Kohlenwasserstoffen (PAK).

- Einen wichtigen Beitrag zur Krebsvorbeugung können sekundäre Pflanzenstoffe leisten, indem sie in der Funktion als Antioxidantien reaktionsfreudige und in diesem Fall gefährliche freie Radikale abfangen. Karotinoide binden freie Radikale und werden deshalb als Radikalfänger bezeichnet. Auch Flavonoide, Phytoöstrogene, Protease-Inhibitoren, Sulfide, Phenolsäuren (insbesondere die Gerbsäuren) sind Antioxidantien. Dazu gehört auch das „Curcumin" der Gelbwurz, das in geringen Konzentrationen wirkt und in Curry-Mischungen enthalten ist. Generell wurde beobachtet, dass es ein hohes Gesundheitsrisiko bedeutet, wenn

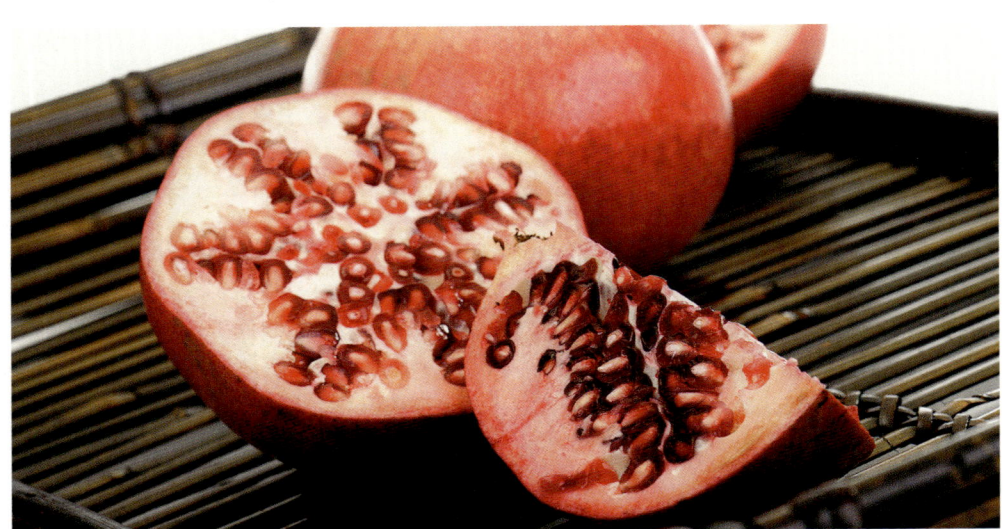

Antioxidantien aus Granatapfel helfen z. B. bei hormonabhängigen Krebsarten.

man nur geringe Konzentrationen von Antioxidantien im Körper hat. Nicht nur die Krebsgefahr ist dann erhöht. Zusätzlich sind sekundäre Pflanzenstoffe dafür bekannt, dass sie die antioxidative Wirkung der Vitamine A, C und E um ein Vielfaches übertreffen bzw. steigern können. Die Antioxidantien aus Granatapfel helfen z. B. bei hormonabhängigen Krebsarten wie Prostata- und Brustkrebs. Vergorener Granatapfelsaft war in den Studien am erfolgreichsten.

Mehr gesunde Antioxidantien

Sie können Ihren Antioxidantiengehalt im Körper problemlos erhöhen, indem Sie von konventionellen Lebensmitteln auf Bioprodukte umsteigen. Diese enthalten nicht nur mehr Antioxidantien, sondern auch Omega-3-Fettsäuren und Vitamin E, Betacarotin und Lutein in deutlich höherer Konzentration.

- Karotinoide und andere sekundäre Pflanzenstoffe können den Informationsfluss zwischen den Krebszellen mit dem umgebenden Gewebe fördern und so die Krebszellen daran hindern, ungehemmt weiterzuwachsen.
- Einige sekundäre Pflanzenstoffe, wie z. B. das Allicin aus Knoblauch, können für den Menschen schädliche Bakterien im Magen abtöten und so einer Nitrosamin-Entstehung entgegenwirken. Man spricht dann von „antimikrobiellen" Eigenschaften des jeweiligen Pflanzenstoffes.
- Auch durch Beeinflussung des Immunsystems (immunologische Wirkung) können bestimmte sekundäre Pflanzenstoffe wie Karotinoide, Sulfide oder Saponine ihre Anti-Krebswirkung erfüllen. Sie können das Immunsystem schützen und stärken. Sie fördern z. B die Bildung von Signalstoffen (Zytokine), die an der Zerstörung von Tumorzellen beteiligt sind. Auch die Anzahl und Aktivität von Makrophagen können sie erhöhen.

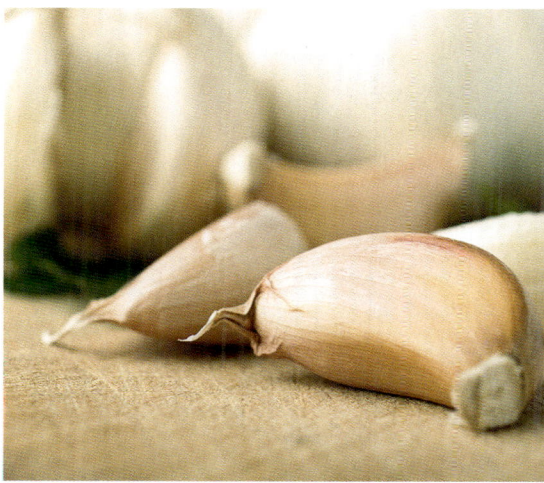

Das in Knoblauch enthaltene Allicin wirkt antimikrobiell.

- Das Tumorwachstum kann auch hormonell über die sogenannten Phytoöstrogene gehemmt werden. Diese Wirkung ist z. B. von den Isoflavonoiden Genistin und Daidzein bekannt. Auch wenn diese Verbindungen außerhalb des Körpers inaktiv sind, können sie im Körper zu hormonell aktiven Substanzen umgewandelt werden und den negativen Einfluss von körpereigenen Östrogenen vermindern. Dies geschieht dadurch, dass sie weit weniger aktiv sind als die körpereigenen Hormone und das Wachstum von Krebszellen nicht so beschleunigen wie diese. Auch Lignane und Indole können das hormonabhängige Tumorwachstum beeinflussen.

- Sogar das Wachstum des Tumors kann gehemmt werden. Das schaffen unter anderem die Phytosterine. Sie verlangsamen die Vermehrung der Tumorzellen. Infolgedessen haben die körpereigenen Reparaturmechanismen mehr Zeit, einen Schaden an der Erbsubstanz zu beseitigen. Auch Saponine hemmen die Wachstumsrate von Tumorzellen im Dickdarm.

- Phenolsäuren, Phytosterine, Sulfide, Phytoöstrogene und Saponine beeinflussen den Cholesterinspiegel. Entweder wird weniger Cholesterin aus dem Darminhalt aufgenommen oder die Folgeprodukte, die primären Gallensäuren, werden gebunden, bzw. ihre bakterielle Umwandlung in die krebsverdächtigen sekundären Gallensäuren wird verhindert. Diese Wirkung sagt man etwa dem schwarzen Tee nach.

Welche Pflanzenstoffe schützen vor Krebs?

Die bekannten sekundären Pflanzenstoffe mit krebsvorbeugender Wirkung werden im Folgenden kurz vorgestellt. Für Sie ist vor allem wichtig, in welchen Lebensmitteln sie zu finden und ob sie roh oder gekocht wirksam sind.

Karotinoide

Sie erkennen Karotinoide an der gelben oder roten bzw. grünen und sogar weißen Farbe von Obst und Gemüse. Generell handelt es sich um Farbstoffe, die in Pflanzen sehr weit verbreitet sind und die man über pflanzliche Lebensmittel aufnimmt und sogar speichern kann.

Untersuchungen ergaben, dass die Häufigkeit von Tumoren, insbesondere von Lungenkrebs, umso geringer ist, je mehr Karotinoide man zu sich nimmt. Auch bei Gebärmutterhals- und Speiseröhrenkrebs sowie Tumoren des Magen-Darm-Trakts und des Hals-Nasen-Rachenraums ist dieser Zusammenhang deutlich.

Grundsätzlich gibt es zwei verschiedene Arten von Karotinoiden, die sich durch ihre Hitzebeständigkeit unterscheiden:

1. Sauerstoffhaltige Karotinoide (Xanthophylle): Sie kommen vor allem in grünblättrigem Gemüse vor und sind hitzeempfindlich. Bei ihnen wird sogar zum Teil von stärkerer Antikrebswirkung berichtet als bei der zweiten Art von Karotinoiden.

2. Sauerstofffreie Karotinoide: Sie sind vor allem in gelb-orangefarbenem Gemüse und Obst enthalten und relativ hitzestabil: Nur etwa 10 Prozent davon verändern sich durch das Erhitzen. Zu diesen gehört das Betacarotin. Man kennt es auch unter der Bezeichnung Provitamin A. Aus ihm entsteht im Körper das bekannte und lebensnotwendige Vitamin A.

Betacarotin Zahlreiche Studien beweisen den Zusammenhang zwischen einer hohen Betacarotin-Zufuhr und einem geringen Krebsrisiko. Aber es ist nicht nur hitzestabil, es scheint, dass es sogar in gekochter Form mehr vor Krebs schützt als roh. Das haben zumindest britische Wissenschaftler festgestellt, als sie gekochtes Möhren- und Brokkoligemüse sowie Spinat und Tomaten untersuchten. Kochen weicht die Zellwände des Gemüses auf, wodurch der Körper die enthaltenen Karotinoide leichter verwerten kann. Demnach können bei rohen Möhren und anderem rohem Gemüse nur 3 bis 4 Prozent der Karotinoide verwertet werden. Bei gekochtem und püriertem Gemüse verfünffacht sich diese Menge. Von diesen Ergebnissen abgesehen, findet man darüber, ob gekochtes oder rohes Gemüse besser vor Krebs schützt, widersprüchliche Angaben.

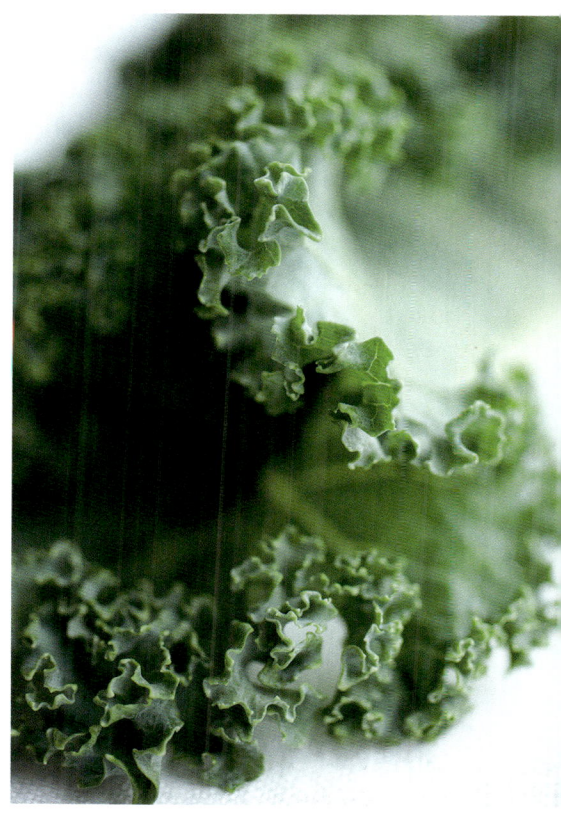

Grünkohl enthält sehr viel Karotinoide.

Lykopin   Bei einem weiteren hitzestabilen Karotinoid, dem Lykopin, das gehäuft in Tomaten zu finden ist, zeigte sich, dass ein hoher Verzehr das Lungenkrebsrisiko genauso stark, wenn nicht stärker senkt als das Betacarotin. Es scheint, dass es in manchen Geweben sogar deutlich stärker wirkt. Eine hohe Lykopin-Konzentration im Blut ist mit einem niedrigen Risiko für Bauchspeicheldrüsen-, Gallenblasen- und Mastdarmkrebs verbunden. In mehr als 35 Studien wurde eine deutliche Beziehung zwischen einem hohen Tomatenverzehr und daraus resultierenden Lykopin-Blut-

spiegeln und einem geringeren Prostata-, Lungen- und Magenkrebsrisiko gefunden. Aber auch Tumore der Speiseröhre, des Darms, der Brust und des Gebärmutterhalses traten seltener auf. Die Tomatenprodukte unterdrückten dabei in der frühen Phase der Krebsentstehung die Umwandlung vorgeschädigter Zellen zu Krebszellen. Lykopin als Einzelsubstanz eingenommen wirkt jedoch nicht.

Karotinoide sind auch dafür bekannt, dass sie das Wachstum von Tumoren hemmen. Zum erheblichen Teil wird die antioxidative Wirkung der betroffenen Subs-

Karotinoidgehalt verschiedener Gemüsesorten in µg/100 g Frischgewicht

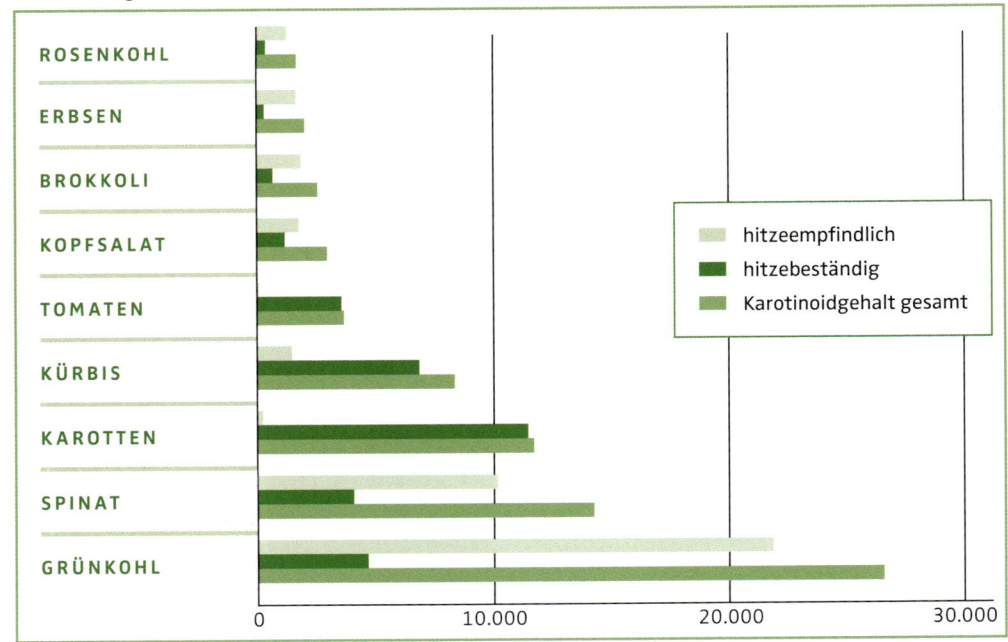

tanzen dafür verantwortlich gemacht. Karotinoide kontrollieren überdies die Zellvermehrung, beeinflussen die Entwicklung der Krebszellen und besitzen eine immunologische Wirkung. Auch von dem aus Betacarotin entstandenen Vitamin A ist bekannt, dass es die Zellvermehrung kontrolliert und dadurch vermutlich die Entwicklung von Tumorzellen hemmen kann.

Unter den Obstsorten hat die Aprikose den höchsten Gehalt an Karotinoiden. Da das Betacarotin hitzeunempfindlich ist, haben auch Aprikosenkuchen und -marmelade fast eine gleich gute krebsvorbeugende Wirkung. Unter den Gemüsen hat Grünkohl mit Abstand den höchsten Gehalt an Karotinoiden, vor allem den hitzeempfindlichen.

Für Sie bedeutet das

Um sich vor diversen Krebsarten zu schützen oder vorhandenes Krebswachstum zu reduzieren, sollten immer mal wieder Grünkohl-, Spinat-, Möhren-, Kürbis-, Tomaten-, Brokkoli-, Erbsen- und vielleicht auch Rosenkohlgerichte auf Ihrem Speisezettel stehen. Auch Salat sollte regelmäßig auf den Tisch kommen. Im Sommer, wenn Aprikosenzeit ist, sind diese Früchte die geeignete Zwischenmahlzeit. Das restliche Jahr über helfen sie als Marmelade, Kuchen oder Kompott, den Dämon Krebs zu besiegen.

Phytosterine

Phytosterine – also pflanzliche Sterine im Gegensatz zu tierischen wie z. B. dem Cholesterin – kommen hauptsächlich in fettreichen Pflanzenteilen wie Sonnenblumenkernen und Sesamsaaten vor. Auch natives Sojaöl enthält viel davon und vor allem in Keimölen findet man hohe Mengen: Alle Phytosterine zusammen können zwischen 0,2 und 2,6 Prozent des Öls ausmachen. Wird es jedoch raffiniert (gereinigt), reduziert sich der Gehalt auf ca. 0,1 Prozent.

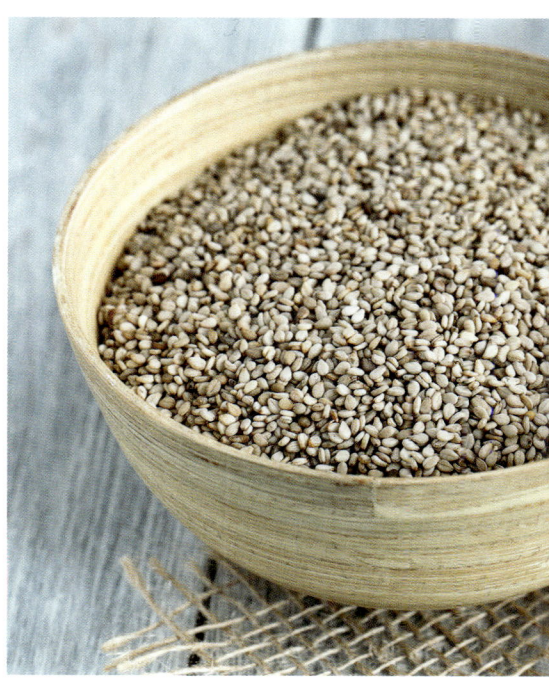

Sesamöl enthält wertvolle Phytosterine.

Von den Phytosterinen ist die Schutzwirkung vor Dickdarmkrebs bekannt. Auf sie führt man auch die Tatsache zurück, dass Vegetarier, die nahezu grundsätzlich mehr Phytosterine aufnehmen als die Allgemeinbevölkerung, ein wesentlich geringeres Krebsrisiko haben.

Für Sie bedeutet das
Um sich vor Dickdarmkrebs zu schützen, sollten immer mal wieder Gerichte mit Sonnenblumenkernen, Sesamsamen und als Öl auch natives Sojaöl und Keimöle (Ausnahme Maiskeimöl) auf Ihrem Speisezettel stehen.

Saponine

Saponine sind stark bitter schmeckende Substanzen, die ursprünglich als gesundheitsschädlich angesehen wurden. Sie sind in pflanzlichen Lebensmitteln weit verbreitet, speziell Hülsenfrüchte wie Luzerne und Bohnen weisen viel davon auf. Das Einweichen und Keimen der Hülsenfrüchte (Soja, Kichererbsen etc.) beeinflusst ihren Saponingehalt nicht.

Saponine werden kaum vom Körper aufgenommen, sodass ihre Wirkung vorwiegend auf den Darm beschränkt ist. Entsprechend können sie das Dickdarmkrebsrisiko verringern.

Für Sie bedeutet das
Um sich vor Dickdarmkrebs zu schützen, sollten immer mal wieder Gerichte mit Kichererbsen, Sojabohnen sowie weißen und grünen Bohnen auf Ihrem Speisezettel stehen.

Glucosinolate

Glucosinolate kommen vor allem in Pflanzen vor, die den botanischen Namen Kruziferen (Kreuzblütler) tragen. Zu ihnen gehören Kohlarten wie Rosenkohl, Weißkohl, Rotkohl, Kohlrabi, Brokkoli, Blumenkohl, aber auch Rettich, Senf, Raps und Gartenkresse. Sie tragen zum typischen Geschmack dieser Gemüsesorten bei.

Die höchsten Konzentrationen findet man in Gartenkresse und Kohlrabi. Dabei verringert das Erhitzen des Gemüses den Glucosinolatgehalt um durchschnittlich 35 Prozent. Bei Weißkohl liegt der Gehalt nach zehn Minuten Kochen bei weniger als 50 Prozent, wobei die Verluste auch auf dem Übergang der wertvollen Wirkstoffe in die Kochflüssigkeit beruhen. Zudem entstehen durch das Kochen von Kohlgemüse Substanzen, die eine geringere Antikrebswirkung haben. Auch die Milchsäuregärung von Kohlgemüse (z. B. bei der Herstellung von Sauerkraut) verringert die Glucosinolate. Beim Trocknen bleiben sie jedoch erhalten.

Die Antikrebswirkungen der Glucosinolate beruhen auf ihren Abbauprodukten, den Isothiozyanaten, Thiozyanaten und Indolen. Dieser Abbau wird durch Zerkleinern der Pflanzen, wie dem Kauen, Schneiden oder Kochen, ausgelöst.

Für verschiedenste Krebsarten wurden vorbeugende Wirkungen festgestellt, sogar die erbgutschädigende Wirkung von Nitrosaminen konnte verringert werden. Vorbeugend oder gleichzeitig mit dem krebsauslösenden Stoff gegessen, scheinen Thiozyanate und Isothiozyanate die Entstehung von Krebs wenn nicht verhindern zu können, so doch zumindest die Wahrscheinlichkeit dafür zu verringern.

Insbesondere vorbeugend wirkt auch das Abbauprodukt Sulforaphan, eine Substanz, die in Brokkoli und in seinen drei Tage gekeimten Samen (10- bis 100-fache Menge, in Feinkost- und Bioläden erhältlich) in sehr hohen Konzentrationen vorkommt. Man hat festgestellt, dass es die Bildung entzündungsfördernder Botenstoffe unterdrückt, die vermutlich an der Krebsentstehung beteiligt sind. Zusätzlich treibt es geschädigte Zellen in den programmierten Zelltod und kann bestimmte Eiweiße aktivieren, die Entgiftungsprozesse einleiten.

Tierexperimente zeigten, dass Sulforaphan widerstandsfähige Tumorstammzellen von Bauchspeicheldrüsenkrebs mehr schwächen kann als herkömmliche Krebsmedikamente. Die Substanz kann diese Zellen auch wieder sensibel für die Chemotherapie machen.

Auch von den Indolen, die konzentriert z. B. in Blumenkohl und Rosenkohl vorkommen, geht offensichtlich eine schützende Wirkung aus, hier insbesondere vor dem durch Aflatoxine (Schimmelpilzgifte) bewirkten Leber- und Brustkrebs

Für Sie bedeutet das
Um sich vor Bauchspeicheldrüsenkrebs, aber auch anderen Krebsarten zu schützen, sollten Brokkoli, Weißkohl und andere Kohlsorten immer wieder auf Ihrem Speiseplan stehen.

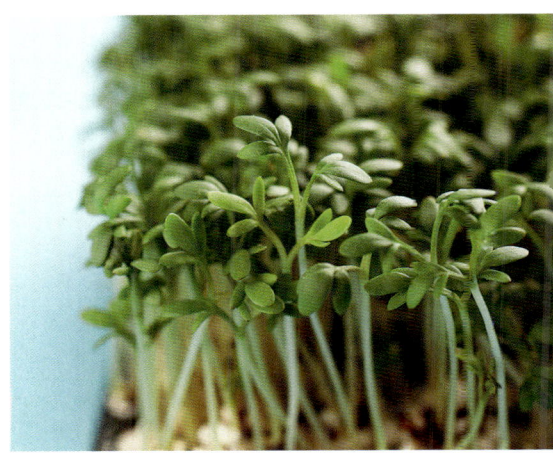

Gartenkresse enthält besonders viele Glucosinolate.

Phenolsäuren

Unter Phenolsäuren fasst man viele Verbindungen zusammen. Dazu gehören die Kaffeesäure und die Ferulasäure, die in Pflanzen am häufigsten vorkommenden sekundären Pflanzenstoffe. Die Kaffeesäure kommt in hohen Konzentrationen im Kaffee vor, eine Tasse enthält etwa 7 Milligramm davon. Diese und andere Phenolsäuren findet man außerdem in größeren Mengen in Grünkohl, Weizenvollkorn, Weißkohl und Radieschen. Wie schon bei den Karotinoiden, sticht Grünkohl aus allen anderen Gemüsesorten positiv hervor.

Phenolsäuren finden sich überwiegend in den Randschichten der Pflanzen. So liegt z. B. in Kartoffeln die Hälfte der Kaffeesäure in der Schale und im angrenzenden Gewebe vor. Bei der Möhre enthält die Schale 85 Prozent der gesamten Polyphenole. Auch im Getreide findet sich der überwiegende Anteil der Ferulasäure in der Kleie.

Seitdem man die stark antioxidative Wirkung der Weizenkleie entdeckte, vermutet man, dass sich verschiedene Phenolsäuren untereinander und mit anderen biologisch aktiven Inhaltsstoffen gegenseitig in ihrer Wirkung verstärken, da die intensive Wirkung der Kleie sonst nicht zu erklären wäre.

In frisch geernteten pflanzlichen Produkten ist der Gehalt an Phenolsäure am höchsten. Während der Lagerung werden die empfindlichen Verbindungen abgebaut. Das bedeutet für Sie: Gemüse und Obst möglichst frisch verzehren – nicht nur wegen der Antikrebswirkung, sondern auch wegen der Vitamine.

Ellagsäure   Eine besondere Phenolsäure – aufgrund ihrer starken Antikrebswirkung – ist die Ellagsäure. Sie kommt ausschließlich in bestimmten Nüssen und Früchten vor, so in Walnüssen, frischen Brombeeren, Pekannüssen, Himbeeren und frischen Erdbeeren. Leider ist sie hitzeempfindlich, das heißt: In den entsprechenden Marmeladen ist sie zwar noch enthalten, jedoch nur noch zu etwa 25 bis 50 Prozent. Speichern kann der Körper diese Säure offensichtlich nicht, man muss sie also ständig zuführen. Dann wirkt sie offensichtlich bereits im Darm, indem sie krebserregende Substanzen in harmlose überführt.

Phenolsäuren wirken gegen zahlreiche krebserzeugende Stoffe aus der Umwelt, wie z. B. polyzyklische aromatische Kohlenwasserstoffe, Pilzgifte und Nitrosamine. So zeigte sich, dass Kaffeesäure der Nitrosaminbildung entgegenwirkt. Sogar Hautkrebs, der durch Chemikalien verursacht wurde, konnte durch Ellagsäure gehemmt werden. Außerdem zeigte sich, dass Phenolsäuren nicht nur die Auslösung von

Krebs hemmen, sondern auch das Fortschreiten diverser Krebsarten.

EGCG Phenolsäuren mit Antikrebswirkung sind z. B. auch die Gerbsäuren, die man im grünen Tee findet, speziell Epigallocatechin-3-Gallat oder abgekürzt EGCG. Sie verhindern das für Krebs typische unkontrollierte Zellwachstum. In Laborexperimenten wurde gezeigt, dass durch die Substanz die Aktivität von speziellen Eiweißarten blockiert wird, die die Signale zur Teilung an den Zellkern senden. Außerdem EGCG wirken noch weitere Gerbsäuren im grünen Tee hemmend auf das Tumorwachstum.

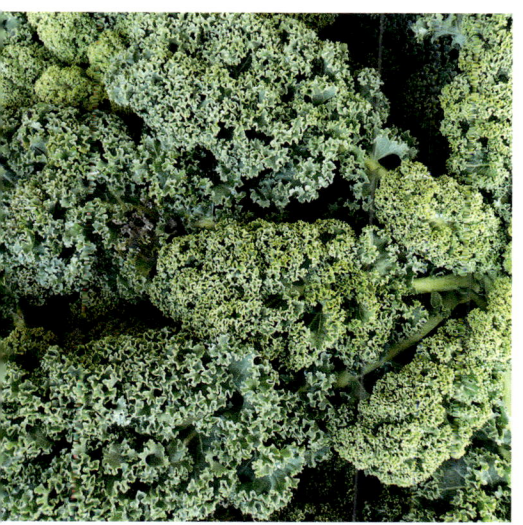

Grünkohl übertrifft mit seinem Phenolsäuregehalt alle anderen Gemüsesorten.

Für Sie bedeutet das
Um sich vor krebsauslösenden Stoffen aus der Umwelt zu schützen, sollten Sie immer wieder mal auf Grünkohl zurückgreifen, Weizenvollkorn, auch gekeimt, und frische Beeren essen. Auf das Schälen sollten Sie so weit wie möglich verzichten; bei Bioprodukten ist dies möglich. Und schließlich schadet auch das Tässchen Kaffee nicht – im Gegenteil: Die Kaffeesäure beugt Krebs vor. Trinken Sie öfter mal auch grünen Tee. Neigen Sie jedoch zu Eisenmangel, genießen Sie ihn nicht zu den Hauptmahlzeiten.

Phytoöstrogene

Phytoöstrogene, also pflanzliche Östrogene, wirken ähnlich wie die gleichnamigen Hormone in Mensch und Tier, jedoch wesentlich schwächer (ca. 0,1 Prozent der eigentlichen Östrogene). Es sind keine Östrogene im eigentlichen Sinne, sie besitzen lediglich strukturelle Ähnlichkeit mit diesen. Dadurch können sie an menschliche Östrogenrezeptoren binden, wodurch eine östrogene oder aber antiöstrogene Wirkung erreicht werden kann.

Für die Krebsabwehr spielen zwei Gruppen von Phytoöstrogenen eine Rolle:

Isoflavonoide Sie kommen nur in wenigen Pflanzenfamilien vor, so in den Hülsenfrüchten der Tropen wie z. B. den Sojabohnen, die besonders reich daran sind.

Außerdem sind sie in Kuhmilch zu finden. Isoflavonoide sind sehr stabil, sodass sie auch in verarbeiteten und erhitzten Produkten ohne große Verluste zu finden sind. Bei Personen, die sich mit einer traditionellen japanischen Kost ernähren, sind sie in mehr als der 100-fachen Konzentration nachzuweisen als bei Personen, die sich nach dem westlichen Standard ernäh-

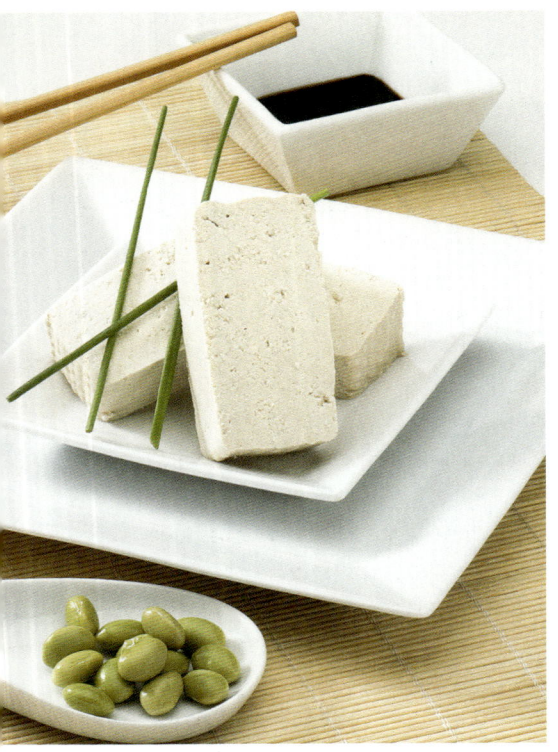

In Japan sterben weniger Menschen an Brust- und Prostatakrebs. Das liegt auch am hohen Verzehr von Sojabohnen und -produkten.

ren. Dabei enthalten die verarbeiteten Sojabohnenprodukte mit Ausnahme von stark verarbeiteten Sojaprodukten wie der Sojasauce fast ebenso viel von der gesunden Substanz wie die unverarbeiteten. Aus fermentierten Sojaprodukten werden die Isoflavonoide zudem besser aufgenommen. Auf einen Vertreter der Isoflavonoide aus Sojabohnen setzt man große Hoffnungen: das Genistein. Es soll möglicherweise verhindern, dass der Krebs eine Verbindung zur Blutbahn bilden kann, d. h. das Wachstum und die Metastasenbildung würden sich verringern.

Lignane Sie sind weit verbreitet und kommen in ballaststoffreichen Lebensmitteln wie Vollkorn und daraus hergestellten Produkten vor, vorwiegend in den Randschichten der Getreide. Sie werden über die Nahrung zusammen mit den Ballaststoffen aufgenommen und sind damit für einen Teil der Antikrebswirkung von Ballaststoffen verantwortlich. Eine getreide- bzw. ballaststoffreiche Kost enthält besonders viel Lignane; Leinsamen sind eine besonders reiche Quelle. Dabei steigert bereits die Aufnahme von 10 Gramm Leinsamen die entsprechende Konzentration dieser Form der Phytoöstrogene im Körper. Frisches Gemüse kann bei täglichem Genuss ebenfalls einen bedeutenden Beitrag zur Zufuhr von Lignanen leisten.

Isoflavonoide und Lignane haben offensichtlich eine schützende Wirkung vor allem bei hormonbezogenen Krebsarten wie Brust-, Gebärmutterschleimhaut- und Prostatakrebs. Jedoch sollen sie ebenfalls vor Dickdarmkrebs schützen, der auch durch Östrogene gefördert zu werden scheint. Gesichert ist, dass Phytoöstrogene eine vorbeugende Wirkung haben, aber auch für eine dem Krebszellwachstum entgegenwirkende Funktion liegen Hinweise vor. Entsprechend werden bei einer Ernährung, die reich an Sojabohnen- und Vollkornprodukten sowie an anderen ballaststoffreichen Lebensmitteln ist – dies ist z. B. bei der traditionellen japanischen oder vegetarischen Ernährung der Fall –, seltener hormonbezogene Krebsarten, vor allem Brustkrebs, festgestellt. Man vermutet, dass die geringe Sterblichkeitsrate dafür und für Prostatakrebs in Japan auch auf den hohen Verzehr von Sojabohnen und damit Phytoöstrogenen zurückzuführen ist.

Für Sie bedeutet das
Um sich vor Brust-, Prostata- und Gebärmutterschleimhautkrebs zu schützen, sollten öfter mal Soja- und Vollkornprodukte sowie frisches Gemüse auf Ihrem Speisezettel stehen. Ganz besonders wertvoll ist auch Leinsamen.

Flavonoide

Flavonoide sind in unseren Lebensmitteln sehr weit verbreitet. Etwa 4000 bis 5000 verschiedene Flavonoidverbindungen sind bislang bekannt. Sie sorgen für die gelbe oder rote, blaue und violette Farbe etwa von Kirschen, Pflaumen, Beeren und Auberginen. Sie sind hitzestabil und können Vitamin C zum Teil ersetzen und seine Wirkung verstärken.

Quercetin   Dieses Flavonoid kommt am häufigsten vor. Es ist in gelben Zwiebeln, Grünkohl, grünen Bohnen, Äpfeln, Kirschen und Brokkoli enthalten. Besonders viel davon enthalten Kapern – zehnmal mehr als Zwiebeln.

Katechine   Diese sogenannten Flavonole können wie das Quercetin ein Enzym blockieren, das Krebszellen benötigen, um gesundes Gewebe befallen zu können. Die Katechine findet man in schwarzem oder grünem Tee, in der Schale der meisten Gemüse- und Obstarten sowie in Rotwein.

Eine hohe Aufnahme von Flavonoiden durch Gemüse und Obst wird für ein niedriges Magen-, Dickdarm- und Brustkrebsrisiko verantwortlich gemacht. Dabei hemmen bestimmte Flavonoide die Krebsentstehung und manche die Weiterentwicklung der bereits ausgebrochenen Krankheit.

Wie die Phenolsäuren liegen auch diese Verbindungen vor allem in den Randschichten der Pflanzen sowie in den Blättern vor. Deshalb reduziert das Schälen von Äpfeln und das Entfernen der Haut bei Tomaten erheblich den Flavonoidanteil. Auch während der Lagerung werden die Flavonoide abgebaut. So verschwinden mehr als 50 Prozent davon, wenn Äpfel im Winter monatelang aufbewahrt werden. Auch die Jahreszeit der Ernte ist wichtig: Im August geernteter Kopfsalat oder Endivie enthält drei- bis fünfmal mehr Flavonoide als z. B. im April geerntete Salate. Generell ist bei verarbeiteten Lebensmitteln der Flavonoidgehalt nur noch halb so hoch wie bei den frischen, unverarbeiteten Lebensmitteln.

Ein Apfel schützt zwar nicht vor allen Krankheiten, aber täglich ein großer Apfel schützt vor Darmkrebs. Seine Flavonoide helfen Darmzellen beim Abbau und der Abwehr gesundheitsschädlicher Substanzen. Auch wegen bestimmter Schwebstoffe, die sich z. B. in naturtrübem Apfelsaft finden, ist diese Frucht interessant.

> **Für Sie bedeutet das**
> Um sich vor Magen-, Dickdarm- und Brustkrebs zu schützen, sollten Sie generell viel frisches Obst und Gemüse essen – jeden Tag einen großen Apfel – und grünen und schwarzen Tee trinken. Essen Sie Obst und Gemüse soweit möglich mit der Schale. Bei Bioprodukten ist dies problemlos möglich.

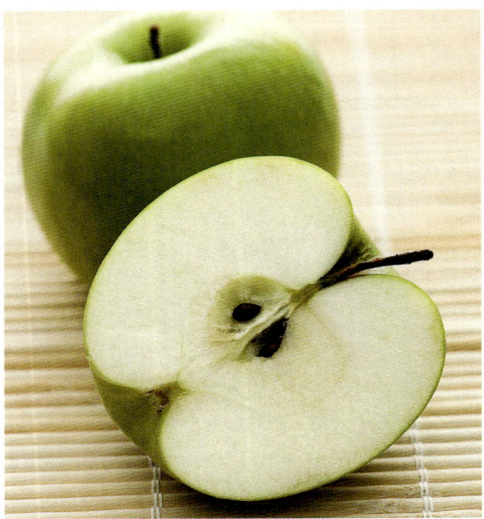

Ein großer Apfel täglich kann vor Darmkrebs schützen.

Protease-Inhibitoren

Proteasen sind Enzyme, die bestimmte Eiweiße in ihre kleinsten Bausteine, die Aminosäuren, zerlegen. Protease-Inhibitoren verhindern diese Wirkung. Viele Nahrungspflanzen enthalten einen oder mehrere dieser Hemmstoffe, so z. B. Mungobohnen zwei, Sojabohnen mindestens fünf verschiedene, die Kartoffel sechs. Das bedeutet, dass zwei bis sechs verschiedene Eiweißvarianten durch die zugehörigen

Proteasen nicht abgebaut werden können, wenn der entsprechende Inhibitor (Hemmstoff) vorhanden ist. Sogar selbst bilden können wir diese hilfreichen Substanzen: Bei Entzündungen sorgen sie dafür, dass die eiweißabbauenden Vorgänge unter Kontrolle bleiben.

Für einige dieser Inhibitoren wurden Antikrebswirkungen nachgewiesen. Am genauesten ist ein Protease-Inhibitor aus Sojabohnen untersucht. Er scheint die Entwicklung verschiedener Krebsarten wie Dickdarm-, Mundhöhlen-, Lungen-, Leber- und Speiseröhrenkrebs zu beeinflussen. Auch bei weiteren Protease-Inhibitoren, wie denjenigen aus Kartoffeln, wurde eine Hemmung der Krebsauslösung nachgewiesen, die z. B. durch Strahlung oder Chemikalien verursacht wird.

Offenbar wirken diese Inhibitoren bereits in sehr geringen Mengen und bei den verschiedensten Krebsarten unterschiedlichster Organe. Auch die Weiterentwicklung eines Tumors wird offensichtlich von Protease-Inhibitoren eingeschränkt, wenn nicht gestoppt. Man nimmt sogar an, dass sie die Krebsentstehung in verschiedenen Stadien wieder rückgängig machen können. Selbst wenn der Tumor bereits dabei ist, sich festzusetzen, können sie noch etwas dagegen ausrichten. Dabei müssen Protease-Inhibitoren nicht einmal ständig gegessen werden, denn die schützende

Wirkung ist auch im Nachhinein zu beobachten. Selbst wenn ihre Verabreichung unterbrochen wurde, konnte noch eine Wirkung auf Lungenkrebszellen beobachtet werden.

Als Grund für die Antikrebswirkung vermutet man, dass den Krebszellen bestimmte Eiweißbausteine entzogen werden, die der Tumor zum Wachstum benötigt. Eine andere Vermutung ist, dass bestimmte Proteasen gehemmt werden, die an der Tumorentstehung beteiligt sind, und schließlich die antioxidative Schutzwirkung vor Sauerstoff.

Normalerweise wird Eiweiß durch die körpereigenen Enzyme im Magen-Darm-Trakt verdaut, das heißt in kleinere Bestandteile bis hin zu den Aminosäuren zerlegt. Nicht so die Protease-Inhibitoren. Erstaunlicherweise sind ca. 90 Prozent der zugeführten Inhibitoren im Dünn- und Dickdarm noch aktiv, werden also nicht in ihre Bestandteile zerlegt und anschließend als Ganzes ausgeschieden. Die restlichen 10 Prozent werden im Darm intakt aufgenommen.

Vegetarier und die Adventisten des Siebten Tages nehmen durch ihre pflanzliche Ernährungsform weitaus mehr Protease-Inhibitoren zu sich als die Normalbevölkerung. Man vermutet, dass ihre wesentlich niedrigere Krebsrate auch darauf zurückzuführen ist.

Bestandteile des Zigarettenrauchs können Protease-Inhibitoren zerstören. Auch Erhitzen, Fermentieren (vergären mit Mikroorganismen, wie dies z. B. bei Sojasauce der Fall ist) und Keimen scheint die Aktivität der Inhibitoren zu reduzieren.

Für Sie bedeutet das
Um sich vor diversen Krebsarten wie Dickdarm-, Mundhöhlen-, Lungen-, Leber- und Speiseröhrenkrebs zu schützen, sollten Kartoffeln, Sojabohnen und Mungobohnen öfter auf Ihrem Speisezettel stehen. Verzichten Sie außerdem auf das Rauchen.

Monoterpene
Monoterpene sind Bestandteile von ätherischen Ölen und natürlichen Aromastoffen, die auch zur Aromatisierung von Lebensmitteln eingesetzt werden. Sie kennen diese Substanzen z. B. durch das Menthol aus der Pfefferminze oder das Limonen aus der Zitrone oder dem Zitrusöl, das zu 90 Prozent daraus besteht. Kümmelöl enthält zu 50 Prozent das Terpen Carvon, das ebenso eine Antikrebswirkung zeigt. Da Limonen sogar in Mengen bis zu 20 Gramm auf einmal eingenommen keine gesundheitsschädliche Wirkung zeigt, wird es in Zukunft vielleicht sogar als vorbeugendes Medikament gegen Krebs eingesetzt.

Limonen, Carvon und vermutlich auch andere Monoterpene wirken in der Anfangsphase der Krebsentstehung und wahrscheinlich auch bei der Weiterentwicklung der Tumorzellen. Sie verringern offensichtlich die krebserregende Wirkung verschiedener Nitrosamine, wodurch die Bildung von Magen- und Lungenkrebs gehemmt wird. Sie kommen auch in verschiedenen Obstsorten wie Aprikosen und Weintrauben sowie in Kräutern und Gewürzen wie Kümmel vor.

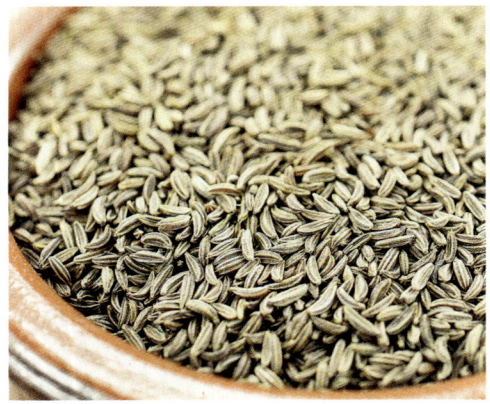

Würzen Sie Ihre Speisen mit Kümmel.

Für Sie bedeutet das
Um sich vor Magen- und Lungenkrebs zu schützen, sollten Sie öfter Obst wie Aprikosen und Weintrauben essen, Speisen häufig mit Kümmel und Kräutern würzen und Minztee trinken.

Sulfide

Sulfide, also schwefelhaltige Substanzgruppen, sind uns aus einer als extrem gesund geltenden Pflanze bekannt: dem Knoblauch. Die Hauptwirksubstanz ist Allicin, die auch den bekannten Knoblauchgeruch ausmacht.

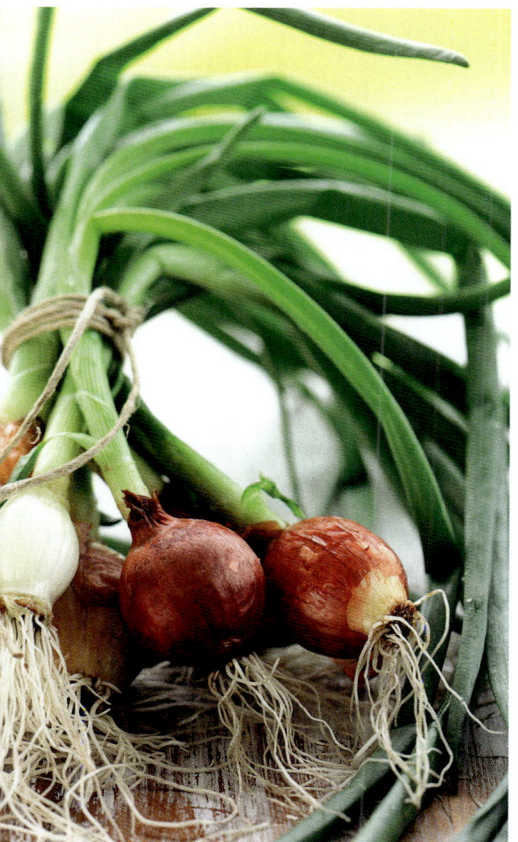

Die Sulfide in Zwiebelgemüse schützen in erster Linie vor Magenkrebs.

Generell enthalten Zwiebelgemüse wie Zwiebeln, Schnittlauch, Schalotten, Knoblauch und Lauch Schwefelverbindungen, die eine Antikrebswirkung ausüben. Ein weiteres Sulfid kommt in Kohlgewächsen vor.

Es wurde gezeigt, dass diese Verbindungen in erster Linie vor Magenkrebs schützen. Dabei ist der Verzehr von Zwiebelgemüsen besonders wirksam, wenn man bereits in jungen Jahren (ab 35 bis 49 Jahre) regelmäßig größere Mengen davon isst. Dadurch kann die Wahrscheinlichkeit, Magenkrebs zu bekommen, um über die Hälfte gesenkt werden. Aber auch auf andere Krebsarten haben die Zwiebelgewächse ganz offensichtlich einen positiven Einfluss.

In erster Linie wirken die Sulfide vorbeugend, aber auch das Krebswachstum wird offensichtlich durch sie gehemmt. Dabei scheint die Wirkung sowohl von rohen als auch gekochten Zwiebelgewächsen auszugehen.

Für Sie bedeutet das
Knoblauch ist gesund und sollte gemeinsam mit anderen Zwiebelgewächsen so oft wie möglich auf der Speisekarte stehen. Genießen Sie diese Gemüse roh oder gekocht. Kohl sollte ebenfalls häufiger auf den Tisch kommen.

Weitere Pflanzenstoffe mit Antikrebswirkung

Bei den Untersuchungen der sekundären Pflanzenstoffe hinsichtlich ihrer Antikrebswirkung ist man erst am Anfang. Daher wird man in Zukunft noch viel darüber hören, neue Substanzgruppen wird man entdecken und neue Wirkungen. Außerhalb der erwähnten Verbindungen gibt es noch weitere sekundäre Pflanzenstoffe, deren Antikrebswirkung bekannt ist:

Phytinsäure Die Substanz findet man in Hülsenfrüchten und Ölsaaten, Nüssen, anderen Samen sowie in den Randschichten von Getreide. Gemüse enthält verhältnismäßig wenig davon, in Obst und Kartoffeln kommt sie gar nicht vor. Die biologische Funktion von Phytinsäuren ist bislang nicht geklärt. Möglicherweise dienen sie als natürliche Antioxidantien.

Die Antikrebswirkung geht insbesondere von den Komplexen aus, welche die Phytinsäure mit Mineralstoffen und Spurenelementen bildet, die sogenannten Phytate. Sie sind offensichtlich für eine niedrige Dickdarmkrebsrate bei Personen verantwortlich, die viele pflanzliche Lebensmittel essen und damit eine hohe Phytatkonzentration im Körper haben. Sie erschweren sowohl die Entstehung als auch das Fortschreiten von Dickdarmkrebs.

Chlorophyll Diesen Farbstoff, der zu den primären Pflanzenstoffen gehört, findet man in allen grünen Pflanzen, die mit seiner Hilfe Energie gewinnen. Nachgewiesen ist seine tumorhemmende Wirkung bei Leberkrebs, der durch das Schimmelpilzgift Aflatoxin B1 hervorgerufen wird, und zwar in Mengen, die in einer Gemüseportion vorhanden sind. Schon lange beobachtet man, dass grünes Gemüse eine schützende Wirkung vor Krebs hat. Dies könnte auch an diesem Inhaltsstoff liegen.

> *Für Sie bedeutet das*
> Um sich vor Dickdarmkrebs zu schützen, sollten Sie öfter Hülsenfrüchte, ungeschältes Getreide, Nüsse und Ölsaaten verzehren. Zum Schutz vor Leberkrebs sollte häufig grünes Gemüse auf dem Speisezettel stehen.

Ganz offensichtlich besitzen viele sekundäre Pflanzenstoffe eine Antikrebswirkung. Es reicht jedoch nicht aus, nur einzelne sekundäre Pflanzenstoffe, z. B. in Form von Tabletten aufzunehmen, sondern die gesamte Ernährungsweise muss reich an Getreide, Obst, Gemüse und Salaten sein. Dabei ist z. B. der Gehalt an wertvollen Flavonoiden bei Freilandgemüse höher als bei Treibhausware, weshalb es besser ist, saisonal – also der Jahreszeit entsprechend – zu essen.

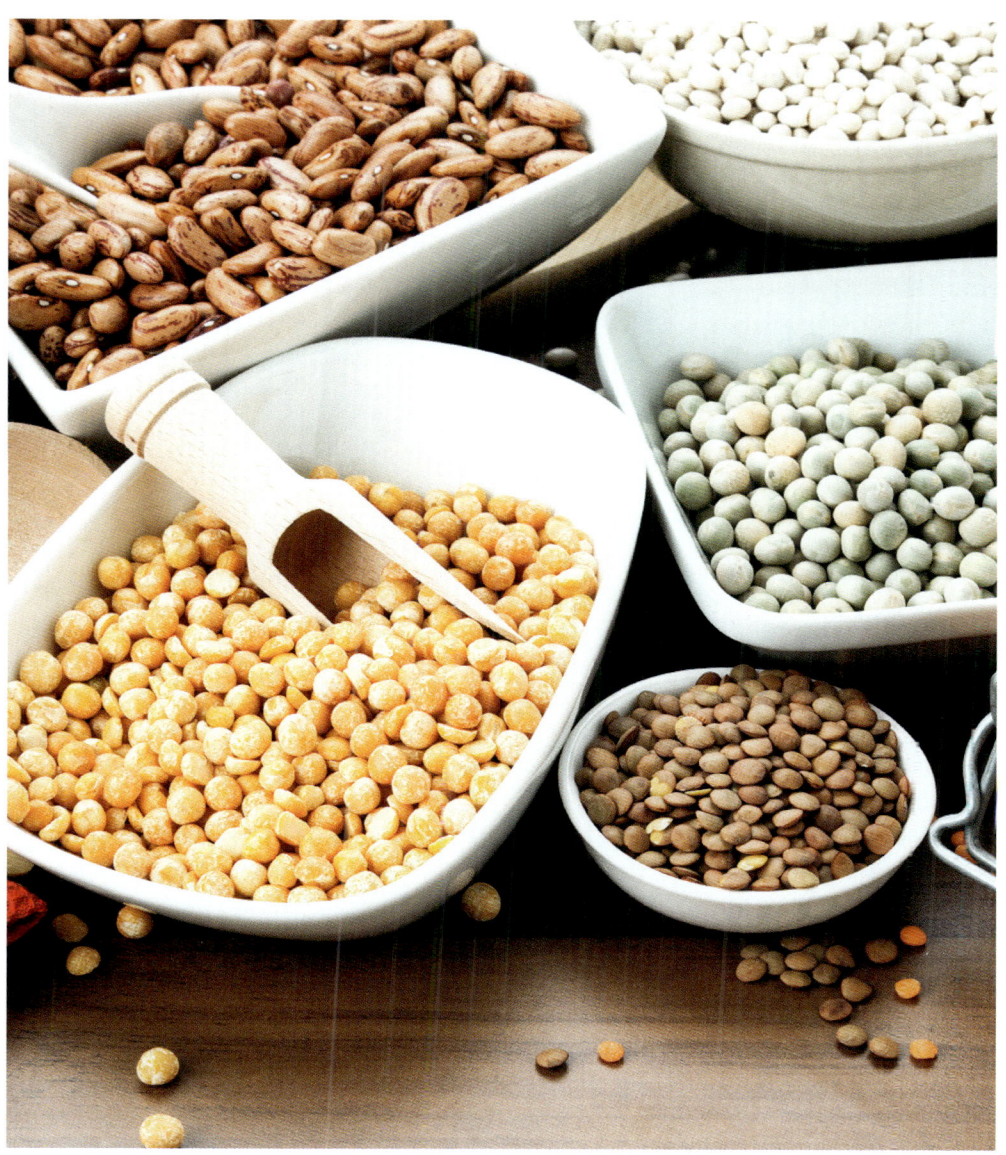

Essen Sie häufiger Hülsenfrüchte. Sie enthalten Phytinsäuren, die offensichtlich sowohl die Entstehung als auch das Fortschreiten von Dickdarmkrebs erschweren.

Bioaktive Wirkstoffe in milchsauren Lebensmitteln

Milchsaure Lebensmittel sind im Grunde haltbar gemachte Nahrungsmittel: Sauerkraut, Käse, Joghurt, Sauerteig etc. Seit Jahrtausenden werden diese Produkte mithilfe von natürlich vorkommenden Milchsäurebakterien hergestellt. Die Werbeaussage „mit lebenden Kulturen" stimmt: Diese Bakterien leben noch. Darum kann man aus Joghurt wieder Joghurt herstellen, indem man Milch mit den Bakterien beimpft, sprich: wieder etwas Joghurt hinzufügt. Man nennt das Herstellungsverfahren Gärung oder Fermentierung und spricht von fermentierten, milchsauer haltbar gemachten oder vergorenen Lebensmitteln. Es funktioniert ähnlich wie beim Wein – nur dass bei diesem Getränk Hefen, also Pilze, verwendet werden.

Früher gelangten die Bakterien unbeabsichtigt, heute gezielt in die Milch, den Teig und das Gemüse. Diese Mikroorganismen wachsen, vermehren sich und verdauen dabei die Kohlenhydrate, sprich die

Positive Wirkungen von Milchsäurebakterien

- Sie aktivieren das Immunsystem und damit die Krebsabwehr. Dies wurde jedoch nur bei regelmäßiger Aufnahme der Bakterien bzw. von Joghurt beobachtet.
- Sie hemmen Enzyme im Darm, die an der Aktivierung von Vorstufen für krebserzeugende Substanzen beteiligt sind.
- Sie binden und inaktivieren erbgutschädigende Substanzen im Darm. Damit wird eine Schädigung der Erbinformation verhindert.
- Sie können die gefährliche Nitrosaminbildung beeinflussen: Sie nehmen kurzerhand Nitrit in ihren Organismus auf, dadurch steht die Substanz für eine Nitrosaminbildung nicht mehr zur Verfügung.
- Sie vermindern die Entstehung von den gesundheitsschädlichen sekundären Gallensäuren und generell die Bildung freier Gallensäuren.
- Milchsäure fördert wie andere im Körper entstehende Säuren – z. B. Zitronen-, Butter- und Essigsäure – die Darmbewegungen und beschleunigt dadurch den Transport des verdauten Speisebreis im Dickdarm. Dadurch können gesundheitsschädliche Substanzen nur für kurze Dauer auf die Darmschleimhaut einwirken. Dies senkt das Risiko, Darmkrebs zu bekommen.
- Milchsäurebakterien reduzieren die Folgen der erbgutschädigenden Verdauungsprodukte von Fleisch.

verschiedenen Zucker, zu 95 Prozent zu dem Endprodukt Milchsäure, aber auch zu Essig- und Propionsäure. Entsprechend wird das Produkt saurer und ist mit diesen Bakterien angereichert. Es schmeckt anders als Milch und ändert auch seinen gesundheitlichen Wert – es wird z. B. krebsvorbeugend.

Milchsäurebakterien wirken zwar nicht tödlich auf Krebszellen, aktivieren aber wohl die Immunantwort – und dafür sind nicht einmal die lebenden Milchsäurebakterien erforderlich. Aber auch milchsauer vergorenes Gemüse wie Sauerkraut oder vergorener, unerhitzter Rote-Bete-Saft, kann hier eine positive Wirkung ausüben.

Milchsauer vergorene Gemüsesäfte und Bio-Sauerkraut erhalten Sie z. B. in Bio- und Naturkostläden sowie in Reformhäusern. Die Säfte werden als Most bezeichnet, um sie von den unvergorenen Gemüsesäften abzugrenzen. Es gibt Bio-Sauerkrautsaft, Bio-Rote-Bete-Most sowie Bio-Gemüsesaft aus einer Mischung milchsauer vergorener Roter Bete, Möhren, Sellerie, Kartoffeln und Rettich.

Nicht alle krebsvorbeugenden und krebshemmenden Wirkungen gehen auf lebende Milchsäurebakterien zurück, aber die meisten. Daher ist es wichtig, die milchsauren Lebensmittel unerhitzt zu verzehren.

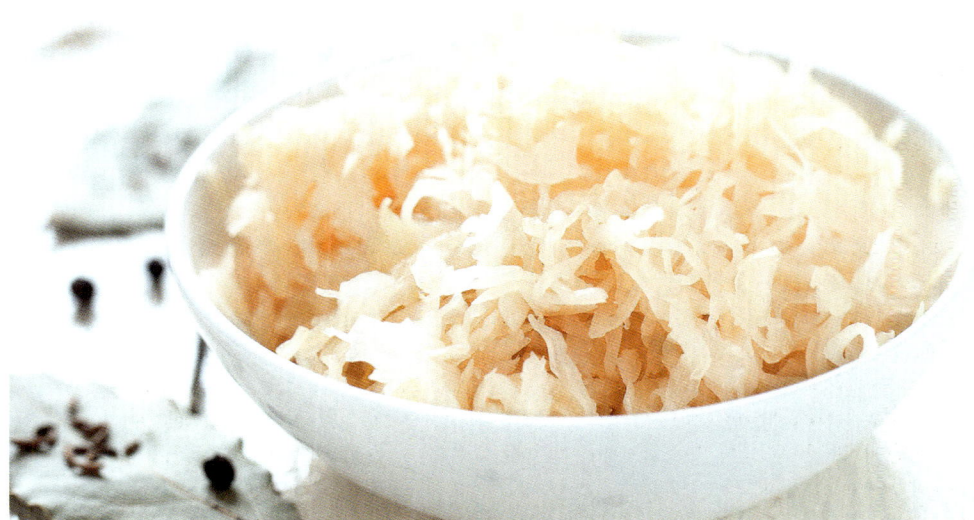

Milchsauer vergorene Lebensmittel wie Sauerkraut sollten unerhitzt verzehrt werden, damit sie ihre krebshemmenden Wirkung entfalten können.

Dabei funktionieren Milchsäurebakterien nicht nur vorbeugend, sie hemmen auch das Tumorwachstum selbst! Dies konnte direkt für Joghurt nachgewiesen werden. Jedoch nutzt diese Fähigkeit der milchsauren Produkte bzw. Bakterien nur zu Beginn des Krebswachstums. Im fortgeschrittenen Stadium ist die Wirkung geringer bzw. gar nicht mehr vorhanden. Man vermutet, dass dieser Effekt durch die Aktivierung des Immunsystems zustande kommt. Aber sogar die erhöhte Bildung von Interferon (ein körpereigenes Gewebshormon mit Antikrebswirkung) wurde nach Aufnahme bestimmter Milchsäurebakterien beobachtet, die auch im Joghurt vorkommen.

Durch die Tatsache, dass bakterielle Enzyme die Vorstufen von krebserregenden Substanzen inaktivieren können, ist es möglich, durch die Ernährungsweise der Entstehung von Dickdarmkrebs vorzubeugen. Generell wurde in Bevölkerungskreisen, die ein hohes Darmkrebsrisiko aufweisen, eine geringere Konzentration an einem bestimmten Milchsäurebakterium nachgewiesen als bei Personen, die ein geringes Risiko für diesen Tumor haben. Sogar die Wahrscheinlichkeit, Brustkrebs zu bekommen, sinkt mit einem hohen Verzehr an Joghurt.

Ballaststoffe – kein nutzloser Ballast

Ballaststoffe sind Bestandteile ausschließlich pflanzlicher Lebensmittel, die von Verdauungsenzymen des Menschen nicht abgebaut werden können. In Pflanzen dienen sie z. B. als Gerüstsubstanz ihrer Zellstrukturen oder als Füll- und Schutzmaterial.

Ein Teil davon wird unverändert wieder ausgeschieden. Der Rest wird im Dickdarm von dort lebenden Bakterien, die die dafür erforderlichen Enzyme besitzen, verdaut und zu den berühmt-berüchtigten Gasen und Fettsäuren abgebaut. Letztere können sogar vom Körper wieder aufgenommen werden und liefern dann zwei Kalorien pro Gramm Ballaststoff.

Man unterscheidet wasserlösliche Ballaststoffe (in Obst und Gemüse) und wasserunlösliche Ballaststoffe (in Getreide und Hülsenfrüchten). Pektine, resistente Stärke, Pflanzengummi, Schleimstoffe, Betaglucane und Gelstoffe aus Meeresalgen zählen zu den löslichen Ballaststoffen. Pektine findet man in den Zellwänden von Obst und Gemüse. Sie werden auch als Geliermittel eingesetzt.

Ursprünglich war man der Meinung, dass Ballaststoffe Ballast sind und keine Vorteile für den Menschen bringen. Diese Meinung änderte sich, als man feststellte, dass Bevölkerungsgruppen mit einem hohen Anteil an Ballaststoffen in der Nahrung kaum Dickdarmkrebs bekommen. Vergleicht man das Vorkommen der verschiedenen Krebsarten mit den dort üblichen Ernährungsgewohnheiten, so zeigt sich, dass Dickdarmkrebs in Europa und Nordamerika hoch und in den Ländern der Dritten Welt niedrig ist.

Wie viele Ballaststoffe soll man täglich essen?

Bislang gibt es keine eindeutige Lehrmeinung darüber, wie viele Ballaststoffe man täglich essen soll, um insbesondere Darmkrebs zu verhindern. Generell nimmt die Bevölkerung in den Industrieländern ca. 20 Gramm Ballaststoffe pro Tag auf, empfohlen werden jedoch mindestens 30 Gramm. Dabei sollte man sie nicht in Form von Tabletten oder in isolierter Form wie z. B. mit Hafer- oder Weizenkleie, sondern als ballaststoffreiche Lebensmittel aufnehmen. Dafür eignen sich Getreide und Produkte daraus, Hülsenfrüchte, Obst und Gemüse, vor allem jedoch Vollkornbrot und andere Vollkornerzeugnisse. Man geht davon aus, dass eine Verdoppelung der durchschnittlichen gegenwärtigen Ballaststoffaufnahme eine um etwa 40 Prozent verringerte Darmkrebshäufigkeit zur Folge hätte. Auch wenn man schon Polypen hatte, so wird deren Neubildung um 35 Prozent verringert, wenn man viele Ballaststoffe aufnimmt.

Der Genuss einer ballaststoffreichen Nahrung gewährleistet die Zufuhr weiterer bioaktiver Substanzen, die eng mit der Ballaststoffaufnahme gekoppelt ist. Es ist sogar wahrscheinlich, dass diese bioaktiven Substanzen eine stärkere Wirkung haben als die Ballaststoffe selbst bzw. ihre Wirkung verstärken.

Wenig Ballaststoffe – erhöhtes Darmkrebsrisiko

Isst man zu wenig Ballaststoffe, haben gesundheitsschädliche Abbauprodukte, die ausgeschieden werden, eine zu lange Kontaktzeit mit der Darmschleimhaut, die dadurch irritiert wird. Dies kann zur Entwicklung von Krebs führen. Infolgedessen tritt Darmkrebs besonders in den afternahen Darmabschnitten auf, dort, wo die Stuhlbewegung am langsamsten ist. Außerdem wird die Bildung von Fäulnisbakterien gefördert, was zu Blähungen und übel riechenden Stühlen führt.

Wie erreicht man einen hohen Ballaststoffanteil?

Hier ist eine vielseitige, vorwiegend pflanzliche Ernährung mit viel Abwechslung gefragt, da die Ballaststoffe in den einzelnen Lebensmitteln unterschiedlich zusammengesetzt sind und die jeweiligen Wirkungen variieren. Durch eine abwechslungsreiche Kost wird sichergestellt, dass man eine Mischung der unterschiedlichen Bestandteile und Wirkungen bekommt: Ungefähr die Hälfte der Nahrung aus Getreide und Getreideerzeugnissen, der Rest aus Hülsenfrüchten, Gemüse und Obst.

Besonders hoch ist der Ballaststoffanteil in den Randschichten von Getreidekörnern. Deshalb findet man reichlich Ballaststoffe in Getreideflocken, Vollkornnudeln und Naturreis. Bei Brot sollte man auf Mehl mit hohem Ausmahlungsgrad achten, Vollkornerzeugnisse oder Brot aus Schrot liefern die größten Mengen. Dagegen enthalten Zucker, Fett und Weißmehl so gut wie keine Ballaststoffe.

100 Gramm Weizen als ganzes Korn enthält 10,9 Gramm Ballaststoffe, das daraus hergestellte Mehl (Type 405) nur noch 4,0 Gramm. 100 Gramm Weizenvollkornbrot enthält 7,5 bis 9 g Ballaststoffe, dieselbe Menge Weißbrot weniger als die Häfte (3,5 Gramm).

In der folgenden Tabelle finden Sie Lebensmittel, die 9 Gramm und mehr Ballaststoffe in 100 Gramm Lebensmittel aufweisen:

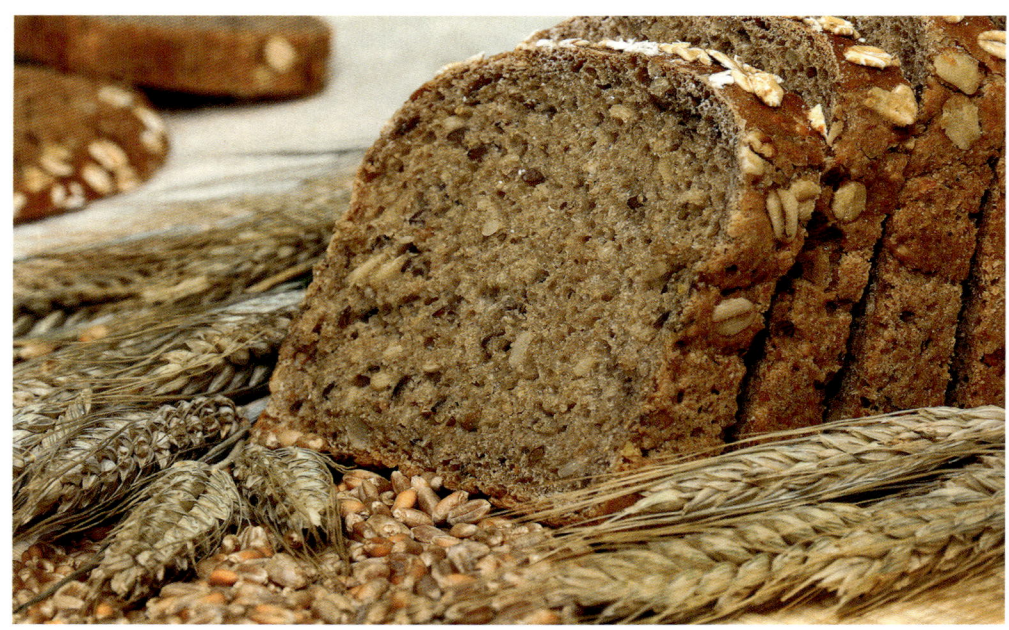

In Vollkornprodukten ist der Ballaststoffanteil besonders hoch.

Ballaststoffreiche Lebensmittel

100 g VERZEHRBARES LEBENSMITTEL	BALLASTSTOFFE in g	100 g VERZEHRBARES LEBENSMITTEL	BALLASTSTOFFE in g
Haferflocken	5,5–9,5	Mehrkornbrot	5,5–8,0
Roggenvollkornbrot	6,5–9,0	Trockenobst	5,0–13,0
Kichererbsen	9,5	Erdnüsse, Linsen, Mandeln	10
Weizenvollkornmehl (Type 1700)	12,9	Weizenflocken	11,5–12,0
Knäckebrot (kann angereichert sein)	13,0–24,0	Roggenvollkornmehl (Type 1806)	13,5
Erbsen (Trockenware)	16,5	Weiße Bohnen (Trockenware)	17,0

Vollkorn muss übrigens nicht zwangsweise bedeuten, dass grobe Körner enthalten sind. Weizenvollkornbrot ist z. B. fein und recht hell. Wichtig ist, dass zum Mahlen das gesamte Korn verwendet wird und nicht auf den Keimling und ballaststoffreiche Randschichten verzichtet wird. Die Farbe spielt nur eine untergeordnete Rolle, zudem mancher Eulenspiegel diese mithilfe von Zusätzen wie Zuckerrübensirup erzeugt.

Gut zu wissen
Vollkorn muss nicht zwangsweise bedeuten, dass grobe Körner enthalten sind.

Damit die Umstellung gelingt

Wenn Sie von einer bisher ballaststoffarmen auf eine ballaststoffreiche Ernährung umstellen wollen, dann sollte dies allmählich geschehen, damit sich der Darm und die dazugehörigen Mikroorganismen daran gewöhnen können. Mögliche anfängliche Magen-Darm-Beschwerden, wie Blähungen, legen sich in aller Regel bald wieder. Denken Sie auch daran, reichlich Flüssigkeit zu sich zu nehmen – die braucht man bei einer derartigen Ernährung

Am besten stellen Sie auf eine ballaststoffreiche Ernährung um, indem Sie helles Mehl gegen Vollkornmehl austauschen, mehr Getreide und Getreideprodukte essen, reichlich Gemüse, Hülsenfrüchte, Kartoffeln, Keimlinge, Salat und Obst verzehren und konventionelle Nudeln mit den Vollkornvarianten mischen.

Die positive Wirkung von Ballaststoffen kann man fördern, indem sie bei der Zubereitung und beim Kauen stark zerkleinert werden. Dadurch wird die Oberfläche größer und Bakterien können besser „angreifen".

Wie beugen Ballaststoffe Krebs vor?

Die krebsvorbeugenden Funktionen der Ballaststoffe sind zahlreich.

- Sie vergrößern das Stuhlvolumen, indem sie Wasser binden; dadurch werden krebserregende Stoffe verdünnt. Außerdem können sie diese anlagern, sodass die schädlichen Stoffe weniger mit der Darmschleimhaut in Berührung kommen.
- Sie beeinflussen die Stoffwechselaktivität der Darmflora (Bakterien und Pilze). Sie fördern die Stoffwechselleistung und die Anzahl der günstigen Darmbakterien.
- Sie lockern vor allem durch die Kleie im Vollkorngetreide den Speisebrei auf, verdünnen den Darminhalt und die enthaltenen krebsauslösenden Substanzen, die dadurch schneller ausgeschieden werden. Damit verbleiben gesundheitsschädliche Stoffe, die auch während des Verdauungsvorganges entstehen, nicht so lange im Darm und der Kontakt mit der Darmschleimhaut wird verringert. Die Einwirkungsdauer aggressiver und zellschädigender Bestandteile im Stuhl wird verkürzt.
- Sie werden zum Teil von Darmbakterien zu Fettsäuren abgebaut, wie z. B. der Buttersäure. Dadurch wird es im Darm saurer und verschiedene Wirkstoffe werden gehemmt, die krebserregende Substanzen aktivieren. Auch weiß man, dass Buttersäure das Wachstum von Krebszellen im Dickdarm hemmt. Außerdem wird durch diese wertvolle Säure der programmierte Zelltod geschädigter Zellen gefördert. Zusätzlich unterstützt sie die Regenerationsfähigkeit der oberflächlichen Zellen im Dickdarm.
- Sie binden zum Teil krebserregende Substanzen, die dadurch schneller ausgeschieden werden. Kanzerogene werden bekanntlich nicht nur mit der Nahrung zugeführt. Sie entstehen auch beim Abbau körpereigener Substanzen, so z. B. aus den sekundären Gallensäuren. Diese werden zum Teil an Ballaststoffe gebunden.
- Sie senken den Cholesterinspiegel, was wiederum zur Reduzierung des Krebsrisikos beiträgt. Dies ist z. B. von den Ballaststoffen aus Gemüse, Hülsenfrüch-

ten, Hafer (aus Backwaren und Frühstückszerealien), Roggen und Gerste bekannt.

- Sie fördern das Wachstum bestimmter Darmbakterien, die den vermutlich krebsauslösenden Ammoniak verändern.
- Sie können die Aktivität von Enzymen reduzieren, die krebsauslösende Stoffe wieder reaktivieren, die bereits in harmlose Formen übergeführt wurden.
- Die Ballaststoffe Carrageenan (Vielfachzucker aus Rotalgen, zugelassen z. B. als Geliermittel unter der Nr. E 407) und Agar-Agar (dient als Gelatineersatz z. B. für Obstkuchen) hemmen zwei Enzyme, die an der Entstehung von Kanzerogenen beteiligt sind.
- Die Verdauungsprodukte des Ballaststoffs Arabinoxylan (in Reis, vor allem im Roggen und in den Randschichten von Weizen) können verhindern, dass sich Dickdarm-Tumorzellen teilen.
- Wenn den Darmbakterien reichlich Ballaststoffe zur Verdauung zur Verfügung stehen, ändert sich die Zusammensetzung der Darmflora, die dann insgesamt weniger krebserregende Stoffe produziert.

Welche Krebsarten werden durch eine hohe Ballaststoffzufuhr beeinflusst?

Dickdarmkrebs Man weiß, dass das Risiko, an Dickdarmkrebs zu erkranken, um 40 Prozent geringer ist, wenn man sich ballaststoffreich ernährt.

Brustkrebs Außerdem haben Ballaststoffe eine Wirkung auf Brustkrebs. Je höher die Ballaststoffaufnahme, desto geringer ist die Sterblichkeit dafür. Dieser Zusammenhang zeigt sich besonders deutlich bei Frauen nach den Wechseljahren. Offensichtlich wirken die Ballaststoffe auf den Östrogenspiegel, indem das Hormon an die Ballaststoffe gebunden und ausgeschieden wird. Jedoch besteht auch die Möglichkeit, dass Phytoöstrogene (pflanzliche Östrogene) gemeinsam mit Ballaststoffen vorkommen und so den Östrogenstoffwechsel beeinflussen.

Leider wurde die Auswirkung der Ballaststoffaufnahme auf andere Krebsarten kaum untersucht. Die wenigen vorhandenen Daten lassen jedoch vermuten, dass auch bei anderen Tumoren ein Zusammenhang besteht.

Vitamine und Mineralstoffe – eine schlagkräftige Schutztruppe

Wie Sie wissen, wirken Obst und Gemüse krebsvorbeugend. Dies liegt auch an den darin enthaltenen Vitaminen und Mineralstoffen. Von den Vitaminen A, B_1, C und E ist diese Schutzwirkung bekannt.

Die heutige Lebensweise mit Stress, ungesunder fett- und fleischreicher Ernährung und Schadstoffen führt dazu, dass im Körper die gefürchteten freien Radikale entstehen. Da diese Substanzen Krebs auslösen können, raten biologisch orientierte Krebsärzte daher zur zusätzlichen Aufnahme von Radikalfängern mit der Nahrung – durch Auswahl von Lebensmitteln, die bekannterweise viel davon enthalten. Dazu gehören bestimmte Vitamine und Mineralstoffe.

Die angeratenen Dosierungen sind dabei oft höher als die Empfehlungen der Deutschen Gesellschaft für Ernährung e. V. (DGE). In verschiedenen Studien zeigte sich, dass die Häufigkeit von Krebserkrankungen der Lunge, der Brust, des Magens, des Darms und der Prostata durch diese Maßnahme um bis zu 50 Prozent gesenkt werden konnte.

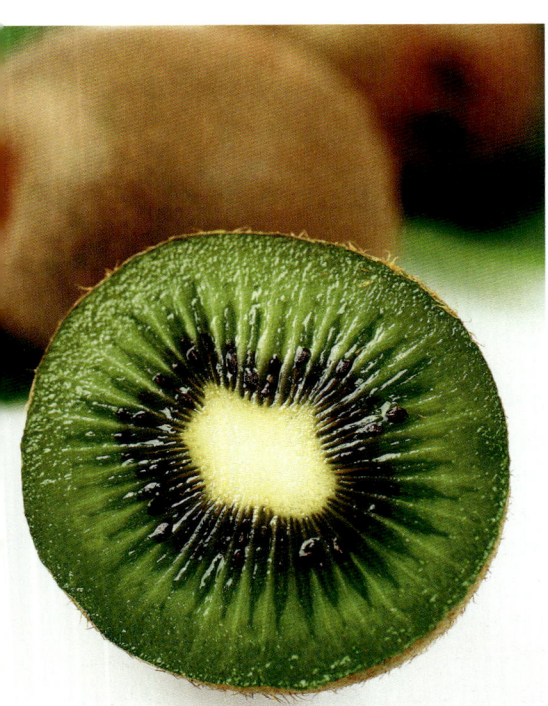

Vitamin C schützt u. a. vor Krebserkrankungen des Verdauungstraktes.

Biologisch orientierte Krebsärzte raten zu einer deutlich erhöhten Aufnahme von Radikalfängern mit der Nahrung. Empfehlungen zur erhöhten Aufnahme von Radikalfängern pro Tag:
- Selen: 90 bis 210 Mikrogramm statt 30 bis 70 Mikrogramm (DGE)
- Vitamin C: 150 Milligramm statt 100 Milligramm (DGE)
- Vitamin E 30 bis 60 Milligramm statt 12 bis 15 Milligramm (DGE)

Man weiß, dass ein Mangel an Vitaminen oder Spurenelementen z. B. folgende Wirkungen hat:

- ein verringertes Ansprechen auf die Krebsstandardtherapie
- ein vermehrtes Auftreten von Nebenwirkungen
- eine Reduzierung der Lebensqualität

Jedoch muss dafür genau festgestellt werden, welcher Mangel vorliegt. Multivitamin-Präparate aus dem Discounter oder Ähnliches sind definitiv nicht geeignet, die Probleme zu reduzieren, man holt sich allenfalls neue dazu.

Welche Vitamine wirken nun in dieser Form und greifen positiv für den Patienten in das Krebsgeschehen ein?

Welche Vitamine schützen vor Krebs?

Bei Versuchstieren wurde die Krebsentwicklung mithilfe von Vitamin A gehemmt und Vorstufen von Magen- oder Speiseröhrenkrebs bildeten sich sogar mit seiner Hilfe zurück. Vitamin C schützt unter anderem auch vor Krebs im Rachenraum, generell vor Krebserkrankungen des Verdauungstraktes und der Bauchspeicheldrüse. Personen, die täglich rund 300 Milligramm Vitamin C mit der Nahrung – und nicht in Tabletten- oder Pulverform – aufnehmen (das entspricht immerhin einem Verzehr von etwa sechs Orangen oder zwei rohen roten Paprikaschoten), haben ein um die Hälfte verringertes Risiko, an Magenkrebs zu erkranken gegenüber Personen, die nur 100 Milligramm, also den von der DGE empfohlenen Tageswert, aufnehmen. Jedoch darf die Rolle des sekundären Pflanzenstoffs Betacarotin hier nicht vergessen werden, der mit dem Obst und Gemüse zusätzlich zum Vitamin C konsumiert wird.

Wenn man bereits Krebs hat

Krebspatienten benötigen aufgrund ihrer Erkrankung mehr Vitamine und auch Spurenelemente. Unterzieht man sich einer Chemo-, Strahlen-, Hormon- oder Antibiotikatherapie und ist der Verdauungsapparat durch Nebenwirkungen beeinträchtigt, so ist der Bedarf an Vitaminen oft beträchtlich höher als normal.

Hier können Vitamin- und Mineralstoffpräparate tatsächlich helfen, um entstandene Mängel auszugleichen oder den Körper zu schützen bzw. wieder „aufzupäppeln". Trotzdem sollten Sie zuerst versuchen, einen eventuellen Mangel mit ganz normalen Lebensmitteln auszugleichen. Ob Sie tatsächlich ein spezielles Präparat benötigen, kann nur Ihr Arzt feststellen und dieses dann auch verschreiben. Ohne Rücksprache mit Ihrem Arzt sollten Sie nicht zu irgendwelchen Nahrungsergänzungsmitteln oder Ähnlichem greifen – sie können auch schaden! So können Antioxidantien die Wirksamkeit von Chemotherapie oder Bestrahlung vermindern. Die natürliche Zufuhr über ganz normale Lebensmittel ist hier definitiv vorzuziehen. Das Geheimnis der verwendeten Lebensmittel lautet: Je bunter, desto besser.

Der erhöhte Bedarf an Vitaminen und Spurenelementen wird dadurch noch verstärkt, dass infolge von Schädigungen der Darmschleimhaut lebenswichtige Nährstoffe nur ungenügend aufgenommen werden können. Hinzu kommt, dass bei Tumorpatienten meistens bereits bei Dia-

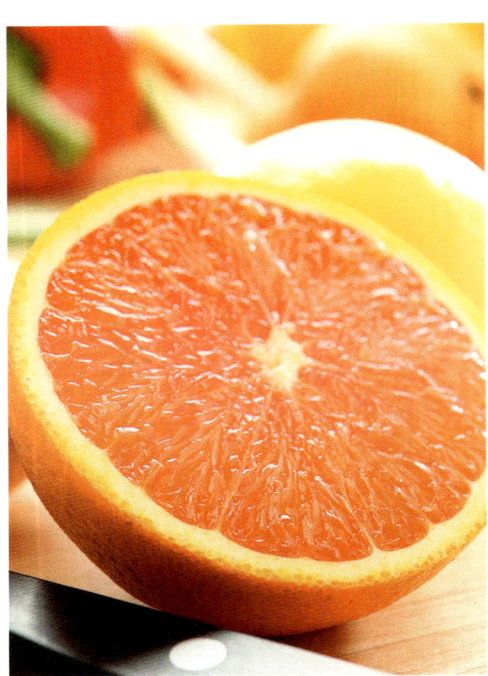

In allen Zitrusfrüchte steckt viel Vitamin C.

gnosestellung erniedrigte Konzentrationen an Vitaminen und Spurenelementen im Blut nachweisbar sind. Zunehmend zeigen Studien, dass diese Nährstoffe sinnvoll während belastender Therapien (wie z. B. Chemotherapie) eingesetzt werden können und die Wirksamkeit von schulmedizinischen Therapien durch die Gabe von Vitaminen nicht beeinträchtigt wird.

Vorsicht angebracht ist jedoch z. B. bei der Einnahme von hoch dosierten Gaben von Vitamin B_{12} (ab 100 µg pro Tag) und Folsäure während einer laufenden Chemotherapie. Dies deshalb, da die beiden Vitamine an Zellteilungsprozessen beteiligt sind und dadurch Zellen, die sich wie z. B. Blut- oder Krebszellen schnell teilen, unterstützen können. Auch hoch dosierte Vitamin-C-Infusionen sollten erst wieder etwa 48 Stunden nach einer Chemotherapie erfolgen.

Eierstockkrebs Eine Anwendungsempfehlung für hoch dosierte Vitamine gibt es bei Eierstockkrebs. Da die klinischen Therapien vor allem das Immunsystem langfristig schwächen und dadurch die Bildung von Metastasen fördern können, soll damit möglichst früh begonnen werden, am besten schon vor der Operation. Auf jeden Fall gilt die Empfehlung während der ganzen Dauer einer Chemotherapie, um sie verträglicher und wirksamer zu machen.

Die Vitamine A, C und E wirken antioxidativ

Ein Grund für die krebsvorbeugende Wirkung der Vitamine A, C und E ist ihre antioxidative Wirkung. Von Vitamin A bzw. seiner Vorstufe, dem Karotinoid Provitamin A, wissen Sie bereits, dass es diese Eigenschaft besitzt (siehe Seite 53). Aber auch die Vitamine E und C haben diese Eigenschaft. Von Vitamin E weiß man z. B., dass es bei hohen Sauerstoffkonzentrationen, wie dies etwa in der Lunge der Fall ist, als Radikalfänger wirkt. Vitamin C kann zerstörtes Vitamin E wieder reaktivieren.

Vitamin C verhindert nicht nur die Nitrosaminbildung Vitamin C hemmt durch seine antioxidative Wirkung z. B. die Reaktion, die zu Nitrosaminen im Magen führt, vorausgesetzt, es wird gleichzeitig mit dem Nitrat und in höherer Dosierung aufgenommen. Deshalb wird immer wieder geraten, beim Grillen zu Vitamin-C-reichen Lebensmitteln zu greifen, z. B. rote Paprika – oder Kiwi und Orangen als Nachspeise.

Man vermutet auch, dass Vitamin C die Entwicklung von tumorauslösenden Viren eindämmen kann. Auch das Wachstum mancher Tumorzellen scheint es direkt zu unterdrücken.

Trinken Sie frisch gepressten Orangensaft, schlagen Sie gleich mehrere Fliegen mit einer Klappe, denn zusätzlich zum Vitamin C enthält er die sekundären Pflanzenstoffe Hesperidin und Limoninglukosid, die das Risiko, an Dickdarmkrebs zu erkranken, um ein Fünftel vermindern können. Viel Vitamin C enthalten folgende Nahrungsmittel:

Lebensmittel mit hohem Vitamin-C-Gehalt

100 g LEBENSMITTEL	mg VITAMIN C	100 g LEBENSMITTEL	mg VITAMIN C
Acerolakirsche	1700	Hagebutten	1045
Sanddornbeeren	450	Guave	273
Sanddornbeerensaft	266	Schwarze Johannisbeeren	189
Petersilie roh	166	Rote Paprika	140
Rosenkohl roh	115	Brokkoli roh	114
Kiwi	100	Erdbeeren	62
Zitrone	51	Orangen	50

Folsäure – ein generelles Mangelvitamin

Folsäure (Vitamin B_9) hat viele Funktionen im Körper. Es wird z. B. gemeinsam mit Vitamin B_{12} und Eisen zur Bildung der roten Blutkörperchen und der weißen Blutzellen benötigt.

Bakterien stellen einen Teil der benötigten Folsäure bereit. Zusätzlich sollten Erwachsene mit der Nahrung täglich 400 Mikrogramm aufnehmen. Diese Empfehlung berücksichtigt, dass nur etwa die Hälfte der in Nahrungsmitteln vorhandenen Folsäure aufgenommen wird und bezieht Sicherheitszuschläge mit ein. Fast alle nehmen jedoch nur die Hälfte des Bedarfs zu sich. Ist die Folsäureversorgung nicht ausreichend, gibt es Salz, das mit Folsäure angereichert ist. Außerdem sollten Sie darauf achten, folsäurereiche Lebensmittel zu essen.

Den Tagesbedarf von etwa 400 µg Folsäure erhalten Sie mit folgenden Lebensmittelmengen:

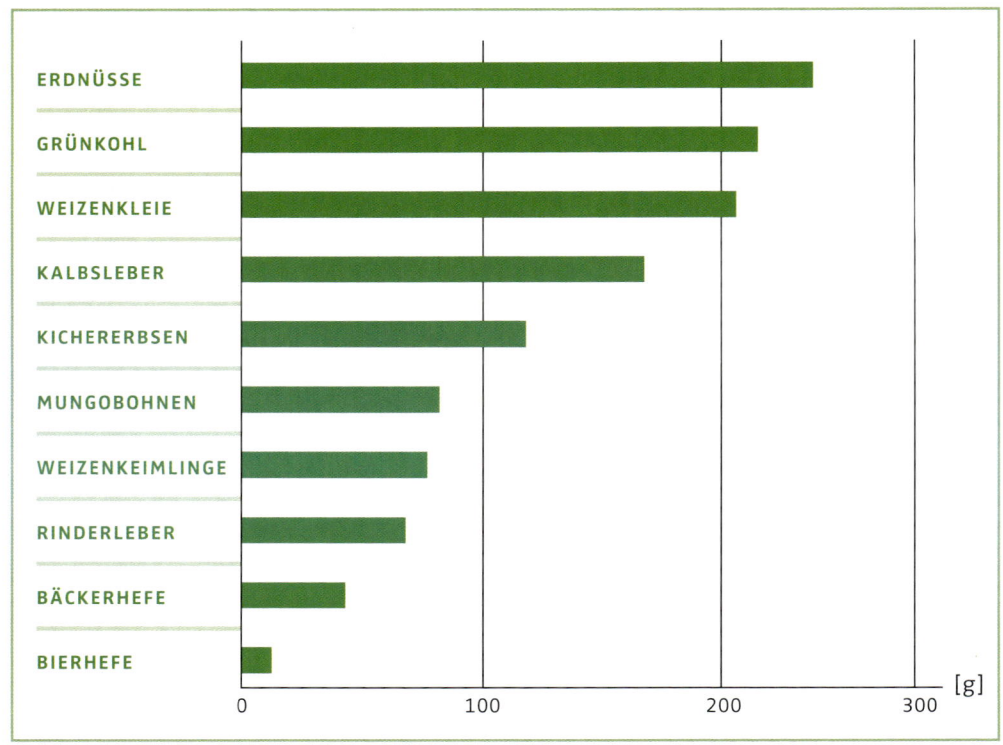

Studienergebnisse Eine Auswertung von 20 Studien ergab, dass die Einnahme hoch dosierter Folsäure das Risiko für Darmkrebs erheblich reduziert. In einer in den USA durchgeführten Studie mit fast 89.000 Frauen kamen die Forscher zu der Erkenntnis, dass die mindestens 15-jährige Einnahme von mehr als 400 Mikrogramm Folsäure pro Tag angeblich das Risiko, an Darmkrebs zu erkranken, um 75 Prozent senkt. Eine weitere Studie mit rund 5600 Frauen wies eine Verminderung des Darmkrebsrisikos um 40 Prozent nach, wenn die Frauen täglich mehr als 350 Mikrogramm Folsäure zu sich nahmen. Vermutlich kann man mit Folsäure dem Risiko vorbeugen, an folgenden Krebsarten zu erkranken: Tumore in Lunge, Magen, Gebärmutterhals, Speiseröhre, Bauspeicheldrüse, weiblicher Brust, an der Haut sowie bei Leukämie.

Generell ist es besser, auch dieses Vitamin aus natürlichen Quellen zu sich zu nehmen, da festgestellt wurde, dass bei Männern, die Folsäurepräparate zehn Jahre eingenommen hatten, im Untersuchungszeitraum 10 Prozent an Prostatakrebs erkrankt waren. Wenn man dann noch weiß, dass in der Regel nur Männer als Versuchspersonen dienen, kann man sich vorstellen, dass derartige Präparate für Frauen auf Dauer auch nicht gesund sind.

Fazit: Wenn ein Folsäuremangel vom Arzt festgestellt wurde, spricht nach derzeitigem Kenntnisstand wohl nichts gegen eine kurzfristige Einnahme. Auf Dauer ist es jedoch sicherlich besser, auf eine ausreichende natürliche Zufuhr zu achten.

Vitamin D: Krebs mag keinen Sonnenschein

Antikrebswirkung Wie wichtig Vitamin D im Zusammenhang mit Krebserkrankungen ist, erkannte man erst vor kurzer Zeit. Inzwischen weiß man, dass es nicht nur für die Kalziumaufnahme (aus Milch und ihren Produkten) und damit die Knochengesundheit wichtig ist, sondern auch eine wichtige Rolle bei der Kontrolle des Tumorwachstums und der Entstehung von Krebs spielt. Dies gilt für Brust- und Darmkrebs sowie bei anderen Tumorarten wie Magen-, Bauchspeicheldrüsen-, Lungen-, Prostata- und Hautkrebs. Hohe Vitamin-D-Konzentrationen im Blut konnten nicht nur das Neuauftreten von Krebs reduzieren, sondern auch bei vorhandenen Krebserkrankungen das Auftreten von Rezidiven oder Metastasen verhindern und die Überlebenschancen verbessern.

Vitamin D ist quasi unser Sonnenvitamin, da es aus Vorstufen in der Haut unter Einfluss von Sonnenlicht gebildet und danach in Leber und Nieren zum eigentlichen Vitamin umgewandelt wird. In den

Wintermonaten, genauer: zwischen Oktober und April, kann bei uns mithilfe der Sonne kein Vitamin D gebildet werden. Dann kann man sich – abgesehen von den im Sommer aufgefüllten Speichern – mit einer Vitamin-D-reichen Kost behelfen.

Die natürliche Vitaminproduktion mithilfe von Sonnenstrahlen ist gemäß Professor Jörg Reichrath, Hautarzt und Vitamin-D-Forscher an der Universität Homburg, günstiger als die Einnahme von Tabletten, da wichtige Stoffwechselprodukte in der Haut gebildet werden, die bei Tabletteneinnahme nicht anfallen. Ein weiterer Vorteil: Bei der natürlichen Vitaminproduktion in der Haut kommt es nie zu einer Überdosierung.

Vitamin D kann außerdem das Immunsystem modulieren, das heißt, ein geschwächtes Immunsystem wird stimuliert, eine überschießende Immunabwehr hingegen gebremst. Außerdem hat es eine wichtige Kontrollfunktion bei der Entwicklung von Zellen. So blockiert es das unkontrollierte Wachstum von unreifen und ermöglicht die Reifung zu funktionstüchtigen Zellen. Dies könnte erklären, warum unreife, schnell wachsende sogenannte G3-Tumore bei Vitamin-D-Mangel häufiger auftreten.

Durchschnittlicher Vitamin-D-Gehalt einiger Vitamin-D-reicher Lebensmittel

100 g LEBENSMITTEL	µg VITAMIN D	100 g LEBENSMITTEL	µg VITAMIN D
Lebertran	300	Geräucherter Aal	90
Geräucherte Sprotte	32	Bückling	30
Hering (Atlantik)	27	Aal	20
Lachs	16	Schwarzer Heilbutt (Grönland)	15
Lachs in Dosen	12	Austern	8
Echter Kaviar	5,9	Weißer Heilbutt	5
Makrele	4	Schmelzkäse (45 % Fett i. Tr.), Speisemorcheln, frische Steinpilze	3,1
Frische Pfifferlinge	2,1	Frische Champignons	1,9
Eigelb	1,75	Goudakäse (45 % Fett i. Tr.)	1,3

Den Tagesbedarf von 5 Mikrogramm decken Sie z. B. beim alleinigen Genuss von etwa 5 Gramm geräuchertem Aal, 17 Gramm Bückling, 16 Gramm Sprotten, 31 Gramm Lachs, 45 Gramm Sardinen, 125 Gramm Makrele oder 263 Gramm Champignons.

Vitamin-D-Mangel Das Risiko einer schlechten Versorgung mit Vitamin D ist nicht nur bei älteren Menschen vorhanden. So gelten Werte über 40 Mikrogramm Vitamin D pro Milliliter (ng/ml) Blut als optimal. Dies erreichen jedoch nur die allerwenigsten Menschen in Deutschland.

Die Nationale Verzehrsstudie der BRD kam zu dem Ergebnis, dass insgesamt 82 Prozent der Männer und 91 Prozent der Frauen die empfohlene tägliche Zufuhr von Vitamin D bei Weitem nicht erreichen. Besonders kritisch ist dies in den Wintermonaten: Eine Studie der Universitätsklinik Heidelberg zeigte, dass etwa 75 Prozent von 209 untersuchten Frauen zwischen 14 und 86 Jahren in den Wintermonaten einen Vitamin-D-Mangel haben, das heißt eine Konzentration von unter 20 ng/ml im Blutserum. Fast jede dritte Frau hatte sogar einen schweren Vitamin-D-Mangel mit Werten unter 10 ng/ml.

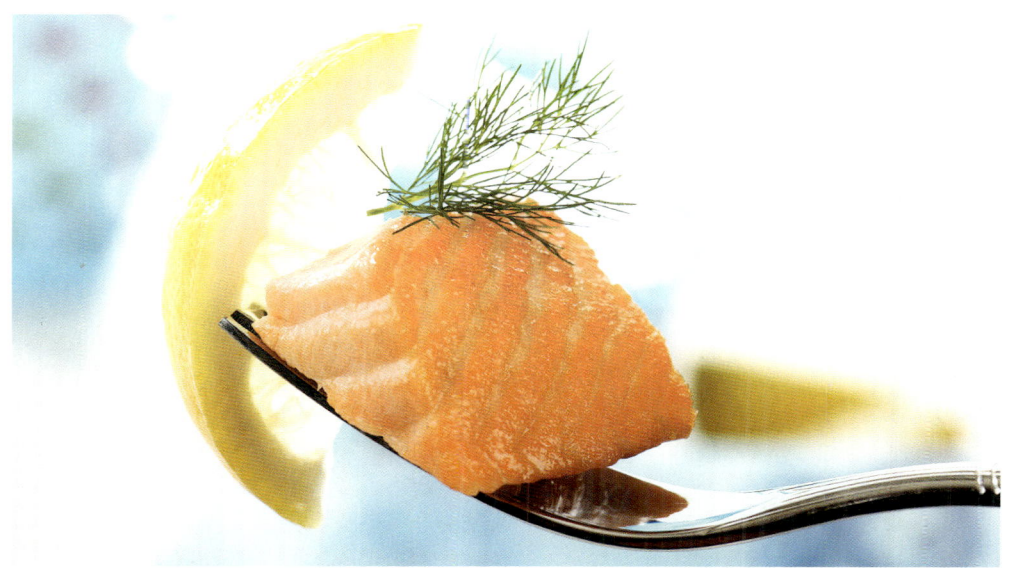

Schon mit ca. 30 g Lachs haben Sie Ihren täglichen Vitamin-D-Tagesbedarf gedeckt.

Manchmal ist es überraschend, warum ein Mangel entsteht. Zu diesen Gründen gehören:

- **Alter:** Erreicht man ein höheres Lebensalter, nimmt die Fähigkeit der Haut deutlich ab, Vitamin D zu bilden. Hinzu kommt, dass gerade ältere Menschen den größten Teil des Körpers bedecken, sodass kaum Sonne an die Haut gelangt. Bei körperlicher Schwäche kommen sie oft nur selten ins Freie. Schwierig wird es auch, wenn die Versorgung mit anderen Vitaminen und Mineralstoffen zu gering ist und die Nierenfunktion schlechter wird.

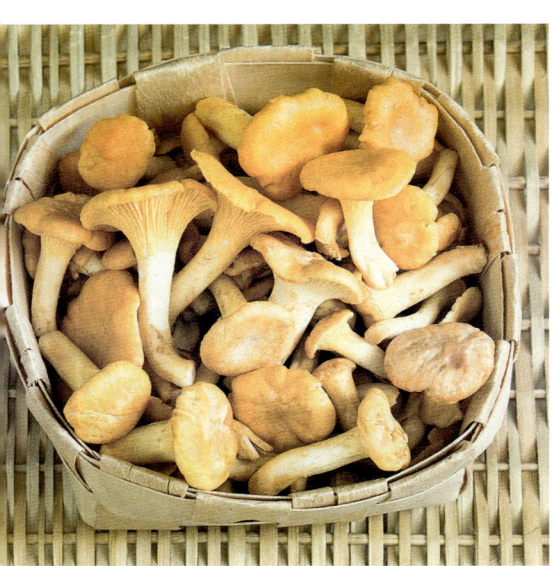

Frische Pfifferlinge oder Champignons liefern Ihnen ebenfalls Vitamin D.

- **Jahreszeiten und Breitengrad:** Je nördlicher der Wohnort, desto geringer die Sonnenintensität. Je nördlicher der Breitengrad, desto größer die Gefahr eines Vitamin-D-Mangels.
- „**Stubenhocker**" meiden die Sonne und riskieren damit einen Vitamin-D-Mangel. Dies betrifft in den westlichen Industriestaaten viele!
- Bei Patienten mit **Fettverdauungsstörungen**, die vorwiegend nach großen Darmoperationen und bei Leber- und Gallenblasenerkrankungen auftreten, besteht die Gefahr der unzureichenden Vitamin-D-Aufnahme.
- **Arzneimittel:** Kortison, das in der Krebstherapie häufig eingesetzt wird, und andere Medikamente können zu einem Mangel führen.
- **Sunblocker:** Durch die vermehrt durchgeführten Sonnenschutzmaßnahmen der letzten Jahre wurden vermutlich einige hundert Hauttumore verhindert – aber vielleicht mehrere Tausend Dickdarm-, Brust- und andere Tumore durch Vitamin-D-Mangel erzeugt. Deshalb ein Rat zum Sonnenschutz: Selbstverständlich muss man übermäßige Sonnenbestrahlung und einen Sonnenbrand vermeiden, doch sollte man sich so viel Sonne wie möglich gestatten. Am besten man setzt drei- bis viermal pro Woche in der Mit-

tagszeit das Gesicht, die Hände und die Arme für 15 Minuten der Sonne aus. Den Sonnenschutz nicht übertreiben, denn Sonnenschutzmittel mit Schutzfaktor 15 und höher verhindern die Vitamin-D-Bildung in der Haut vollständig. Wenn man im Sommer nur wenige Minuten in der Sonne ist, muss man sich nicht eincremen.

Studienergebnisse Folgende Studienergebnisse zeigen, wie wichtig eine regelmäßige Sonnenexposition ist und dass Vitamin D bei Krebs eine nicht zu unterschätzende Bedeutung hat, die bei schlechter Vitamin-D-Versorgung eine zusätzliche Gabe nötig macht.

- Personen, die hohe Vitamin-D-Spiegel im Blut aufweisen, erkranken seltener an **Darmkrebs**. Das ergab eine große europäische Studie mit mehr als 520.000 Personen aus zehn westeuropäischen Ländern.
- Je mehr Vitamin D im Blut eines Studienteilnehmers enthalten war, desto geringer war sein Risiko, an **Darmkrebs** zu erkranken. Diejenigen Versuchsteilnehmer mit dem höchsten Vitamin-D-Spiegel wiesen sogar ein um 40 Prozent geringeres Krebsrisiko auf als die Teilnehmer mit dem niedrigsten Vitamin-D-Spiegel. Dabei scheint eine Vitamin-D-reiche Ernährung weniger bedeutend

zu sein als eine Vitamin-D-Versorgung über das Sonnenlicht.

- Brustkrebspatientinnen mit niedrigen Vitamin-D-Spiegeln haben ein erhöhtes Risiko für Metastasen. Dies wurde an 512 Frauen mit **Brustkrebs** im Frühstadium gezeigt. 192 Frauen, die im Durchschnitt 50 Jahre alt waren, hatten einen Vitamin-D-Mangel (unter 20 ng/ml) und 197 Frauen einen verringerten Vitamin-D-Spiegel (20 bis 30 ng/ml). Einen ausreichenden Vitamin-D-Spiegel (über 30 ng/ml) hatten nur 123 Studienteilnehmerinnen. Bei den Nachuntersuchungen stellte man fest, dass bei Frauen mit einem verminderten Vitamin-D-Spiegel das Risiko für eine Metastasenbildung nahezu doppelt so hoch war im Vergleich zu Frauen mit ausreichender Vitamin-D-Versorgung.
- Anhand von 872 Patienten mit **Hautkrebs** beobachtete man bei höheren Vitamin-D-Werten dünnere Tumore sowie ein geringeres Rezidivrisiko. Auch die Lebenszeit nach dem Krebs war länger.
- Eine Berechnung aus den USA zeigte, dass die Anhebung des Vitamin-D-Spiegels durch die Gabe von 2000 IE täglich jedes Jahr etwa 58.000 neue Fälle von Brustkrebs verhindern könnte.

Empfehlungen Nicht nur Krebspatienten sollten zumindest im Winter zusätzlich Vitamin-D-Präparate mit mindestens 2000 IE (Internationale Einheiten) täglich einnehmen. Diese Einnahmemenge (Kinder bis 1000 IE) gilt als sicher. Noch besser ist eine Überprüfung des Vitamin-D-Spiegels im Blut, um die optimale Dosierung festlegen zu können; das übernimmt die gesetzliche Kasse aber leider nicht. Rechnen Sie daher mit Kosten zwischen 22 und 40 Euro.

Achten Sie darauf, kein Präparat zu kaufen, das gleichzeitig Kalzium liefert. Das braucht man nur bei einem erwiesenen Kalziummangel. Zu viel Kalzium kann z. B. Nierensteine hervorrufen. Ein hervorragendes Präparat ist das verschreibungspflichtige Vigantol® Öl (4 Tropfen täglich = 2000 IE). Es enthält nur Vitamin D und ist ganz leicht zu dosieren. Da sich viele Ärzte mit einer Überdosierung auskennen, treten kaum Beschwerden auf wie Durchfälle, Übelkeit oder Gelenkschmerzen. Außerdem gibt es Vitamin-D-Zäpfchen.

Weniger effektiv: künstliche Vitamine und Mineralstoffe

Die Aufnahme einzelner künstlicher Vitamine und Mineralstoffe trägt weit weniger zur Krebsvorbeugung bei, als wenn die Biostoffe im natürlichen Verbund in Form von Gemüse und Obst gegessen werden. So zeigen dunkelgrüne Gemüsesorten,

Kohlgemüse und generell Gemüse eine stärkere Schutzwirkung vor Lungenkrebs, als wenn man die Vitamine A, C und Folsäure alleine einnimmt. Bei isolierten Vitaminen steigt das Risiko, Krebs zu bekommen, teilweise sogar noch. So erhöhten beispielsweise hoch dosierte Vitamin-E- und Betacarotin-Gaben das Risiko für Lungenkrebs. In den Vergleichsgruppen, die reichlich verschiedenes Gemüse und Obst verzehrten, wurden solche Überdosierungen und unerwünschten Nebeneffekte bislang nicht beobachtet.

Auch eine Studie an Darmkrebspatienten in den USA zeigte: Multivitamin-Präparate hatten keinen Einfluss auf den Krankheitsverlauf von Darmkrebspatienten. Sowohl während als auch nach einer Chemotherapie hatten sie keinerlei Nutzen davon.

Der Grund dafür, dass einzelne Wirkstoffe nicht zur Krebsvermeidung beitragen oder keine krebsvorbeugende Wirkung haben, lässt sich so erklären: Die Wirkstoffe in Obst und Gemüse – also die enthaltenen Vitamine oder Mineralstoffe – wirken miteinander oder in Kombination mit anderen Inhaltsstoffen. Entweder sie ergänzen sich in ihrer Wirkung oder verstärken sich gegenseitig darin. Vermutlich sind es sekundäre Pflanzenstoffe, die mit den Vitaminen und Mineralstoffen gemeinsam die Wirkung hervorrufen. So weiß man, dass sekundäre Pflanzenstoffe die antioxidative Wirkung der Vitamine A, C und E um ein Vielfaches übertreffen und steigern können. Aber auch Vitamin C und E können zusammenwirken, um die gesundheitsschädliche Wirkung von freien Radikalen zu verhindern. Vitamin C in Fruchtsäften etwa wird durch die natürlich enthaltenen Flavonoide vor Sauerstoffanlagerung geschützt.

Vitamine bringen Leukämieform zum Verschwinden!

Bei der Akuten Promyelozytären Leukämie (APL) hat man die bahnbrechende Beobachtung gemacht, dass eine Behandlung mit hohen Dosen von all-trans-Retinsäure (abgekürzt ATRA, auch Retinol genannt, verwandt mit Vitamin A) die Krankheit zum Verschwinden bringen kann. Zum ersten Mal in der Geschichte der modernen Medizin wurde gezeigt, dass ein natürlicher Regulatorstoff eine bösartige Krebsform besiegen kann. Hier sind jedoch noch Langzeitstudien erforderlich und da auch Nebenwirkungen durch die hohe Dosierung des Vitamin-A-Abkömmlings zu erwarten sind, muss ein Krebsarzt die Einnahme begleiten. Dennoch hofft man, dass in Zukunft weitere wirksame und weniger gesundheitsschädliche Therapieformen für bösartige Tumore gefunden werden. Außerdem wird vermutet, dass sogenannte Vitamin-D-Analoga ebenfalls Wirkung zeigen.

Welche Mineralstoffe helfen Krebs zu vermeiden?

Von einigen Mineralstoffen und Spurenelementen ist bekannt, dass sie helfen, Krebs zu vermeiden. Um reichlich Mineralstoffe im Essen zu haben, muss man jedoch auf die Zubereitung achten. Durch langes Wässern oder Kochen von Gemüse in viel Wasser können sie ausgewaschen werden und stehen dann dem Organismus nicht mehr zur Verfügung. Wenn Sie Spargel, Blumenkohl etc. kochen, können Sie das Kochwasser, das die ausgewaschenen Mineralstoffe enthält, als Suppengrundlage verwenden.

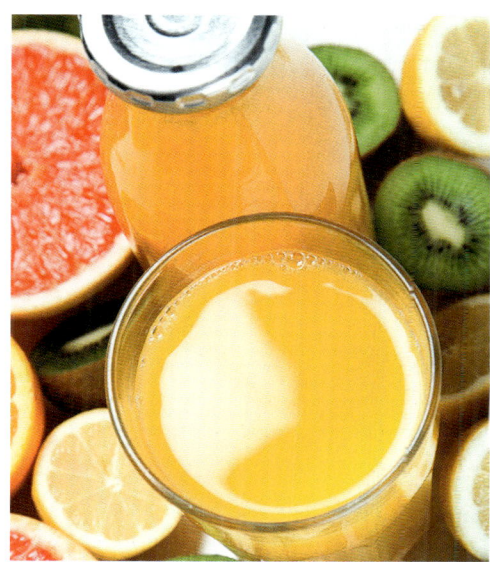

Vitamin C in Fruchtsäften wird durch die natürlich enthaltenen Flavonoide geschützt.

Kalzium schützt den Dickdarm

Kalzium bindet im Darm die als krebserregend geltenden Gallensäuren und reduziert dadurch die Zellteilungen im Darm deutlich. Auch bestimmte schädigende Fettsäuren lagert es an. Möglicherweise hemmt es auch das Wachstum von Krebszellen im Darm. Bekannt ist jedenfalls, dass eine ausreichende Kalziumzufuhr vor Dickdarmkrebs schützen kann.

Der tägliche Kalziumbedarf liegt bei etwa 1000 Milligramm. Ob man mehr davon zu sich nehmen sollte, wird widersprüchlich gesehen. Sie finden sehr viel davon in Hartkäse, wie Emmentaler, aber auch in Milch und zum Teil in ihren Produkten, sowie in Hafer, Soja, Grünkohl, Haselnüssen, Mandeln und Sesam.

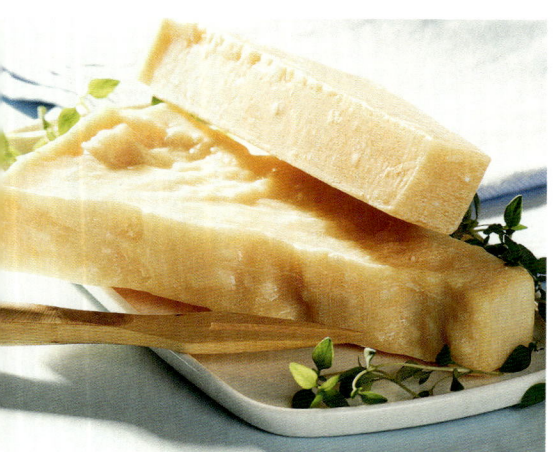

Hartkäse wie Parmesan hat einen hohen Kalziumgehalt.

Selen – Spurenelement und Antioxidans

Selen gehört zu den Spurenelementen und wirkt als Bestandteil von Enzymsystemen als Antioxidans. Es gibt jedoch Hinweise, dass es auch ganz alleine diese Funktion wahrnehmen kann. Man weiß, dass Selenmangel das Risiko erhöht, an Krebs zu erkranken. So findet man in Regionen mit selenarmen Böden häufiger Dickdarmkrebs. Selen ist z. B. enthalten in Fisch, Fleisch, Nüssen, Soja, Getreide und Ei, am meisten jedoch in Kokosnuss und Sesam. Letztere enthalten so viel davon, dass man nicht mehr als einen Esslöffel pro Tag zu sich nehmen sollte.

Für einen gesunden Menschen wird heutzutage eine Tagesdosis zwischen 55 und 100 Mikrogramm empfohlen, bei Krebskranken findet man auch Empfehlungen von 200 Mikrogramm pro Tag. Mehr sollte es jedoch nicht sein, denn gesundheitsfördernde und -schädigende Wirkungen des Selens liegen eng beieinander. So weiß man aus einer Studie über Nahrungsergänzung, dass 200 Mikrogramm am Tag nicht vor Prostatakrebs schützen wie erhofft, sondern vermutlich das Diabetesrisiko erhöhen.

Jedoch sind die Selenspiegel von Darmkrebspatienten im Vergleich zu Gesunden häufig erniedrigt. Eine Aufnahme von täglich 200 Mikrogramm Selen reduzierte die Häufigkeit des Darmtumors um 58 Prozent.

Beachten müssen Sie, dass Sie Selenpräparate (Natriumselenit) nicht gemeinsam mit Vitamin-C-haltigen Lebensmitteln (angereicherte Lebensmittel, Säfte, Hagebuttentee, Gemüse, Obst etc.) einnehmen dürfen, da das Selenit durch Vitamin C in eine für den Körper nicht verwertbare Form umgewandelt wird. Halten Sie daher einen Zeitabstand von mindestens einer Stunde nach oder vor der nächsten Mahlzeit ein. Besprechen Sie eine zusätzliche Einnahme von Selen während der Krebstherapie auch mit Ihrem Arzt.

Vorsicht Eisen!

Ein ausgeglichener Eisenhaushalt ist wichtig, doch sollte man während einer Krebserkrankung – ohne Rücksprache mit dem Arzt – definitiv kein Eisenpräparat zu sich nehmen. Denn Krebszellen nutzen überschüssiges Eisen als Wachstumsfaktor, das heißt: Man unterstützt den Krebs auch noch in seiner unheilbringenden Wirkung. Zusätzlich ist Eisen krebserregend für die Schleimhautzellen im Magen-Darm-Trakt, die ja sowieso schon durch eine Chemotherapie oder eine Bestrahlung im Bauchraum beeinträchtigt sind. Zusätzliches Eisen dürfen Sie also nur bei einem nachgewiesenen Mangel und dann unter strenger Kontrolle Ihres Arztes einnehmen.

Vitamine und Mineralstoffe helfen auch bei Chemo- und Strahlentherapie

Wie Sie wissen, können Vitamine und Mineralstoffe mit antioxidativer Wirkung Krebs hemmen. Außerdem sollen diese

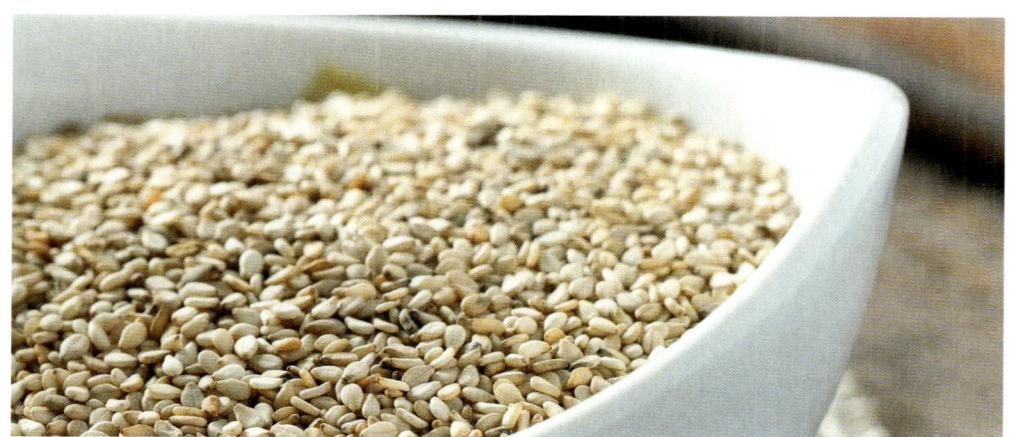

Sesamsamen enthalten extrem viel Selen.

Substanzen bei einer Chemo- und Strahlentherapie helfen. Bei diesen Therapien wird der Organismus von freien Radikalen geradezu überflutet, wodurch viele der quälenden Begleiterscheinungen wie Entzündungen der Schleimhäute oder sogar bleibende Organschäden entstehen. Glaubt man Dietrich Beyersdorff vom Verband Unabhängiger Gesundheitsberater Deutschlands, vermindert die Einnahme der Vitamine C und E sowie von Betacarotin diese Nebenwirkungen. Jedoch müssen dazu hohe Dosierungen eingesetzt werden, die weit über den üblichen empfohlenen Tagesmengen liegen: bis zu einem Gramm Vitamin C (das 10-Fache der üblichen Tagesdosis), 400 Milligramm Vitamin E (das ca. 40-Fache) und 30 Milligramm Betacarotin. Bei Selen raten ganzheitliche Krebsärzte für den Tag der Chemo- oder Strahlentherapie ebenfalls zur 10- bis 20-fachen Dosis, die eine Stunde vor der Behandlung in Form von Natriumselenit eingenommen bzw. direkt gespritzt werden sollte. An den behandlungsfreien Tagen empfehlen Selenforscher die Aufnahme der knapp 10- bis 15-fachen Dosis. „In den USA konnte damit die Sterblichkeit von Patienten mit Hautkrebs deutlich vermindert werden", so Beyersdorff. Um die Empfehlung zu Selen endgültig wissenschaftlich abzusegnen, sind allerdings weitere Studien erforderlich.

Fazit: Vielfalt und Abwechslung auf den Teller!

Um Krebs vorzubeugen, brauchen Sie keine spezielle Diät einzuhalten. Abwechslungsreiche und fettarme Vollwertkost, die schmeckt und zu keiner Gewichtszunahme führt, ist der beste Garant, um gesund zu bleiben. Denn Gemüse und Obst wirken – je nach Sorte – unterschiedlich, sodass man bei einer Variation der zahlreichen Sorten die verschiedensten Wirkstoffe erhält. Leider fand sich bislang kein einziges Lebensmittel, in dem alle Nährstoffe entsprechend dem Bedarf enthalten wären. Daher ist eine ausreichende Versorgung nur dann gewährleistet, wenn man vielseitig und abwechslungsreich isst. Gemüse, Obst, Brot, Milch und Milchprodukte, Fleisch, Fisch, Eier: Die Auswahl ist groß und für jeden Geldbeutel ist etwas dabei.

Leider nehmen wir von den auf der Erde vorhandenen 50.000 bis 100.000 essbaren Pflanzenarten nur noch 150 bis 200 Arten zu uns. Zudem essen wir sehr wenig Gemüse. Damit hat die Vielfalt der mit der Nahrung aufgenommenen sekundären Pflanzenstoffe im Laufe der Zeit gravierend abgenommen – es wird Zeit, dass sich das wieder ändert und die Krebsrate sinkt.

Überraschende Erkenntnisse zu speziellen Lebensmitteln

Erstaunliches wissen britische Forscher zu berichten: Das Essen von kalten Speiseresten wie Kartoffeln, Reis, Bohnen und Haferbrei kann Darmkrebs verhüten. Verantwortlich hierfür ist die sogenannte kristalline Stärke. Diese Stärke entsteht beim Abkühlen von stärkehaltigen Lebensmitteln wie z. B. Kartoffeln und reagiert mit Darmbakterien. Dabei entsteht eine Substanz, welche die Gene blockiert, die für die Darmkrebsentwicklung von Bedeutung sind. Werden die Mahlzeiten erneut aufgewärmt, ändert sich der Aufbau der Stärke und der schützende Effekt lässt nach. Ebenfalls erstaunlich ist, dass die in Ziegenalpenmilch angereicherten Fettsäuren vorbeugend gegen Brust- und Darmkrebs wirken.

Tipps für eine gesunde Ernährung, die vor Krebs schützt

- Nach neuesten wissenschaftlichen Erkenntnissen sollte man täglich mindestens 400 Gramm Obst und Gemüse – möglichst reif, schadstoffarm, frisch und schonend verarbeitet – zu sich nehmen.
- Halten Sie den Verzehr von rotem und konserviertem Fleisch möglichst gering. 500 Gramm Fleisch pro Woche sollten nicht überschritten werden.

- Essen Sie Vollgetreide, frisches Gemüse, Salat, Obst, Kartoffeln und Hülsenfrüchte – alles Lebensmittel mit hoher Nährstoffdichte und vielen sekundären Pflanzenstoffen. Bei einer krebsvorbeugenden Ernährung handelt es sich nicht um eine rein vegetarische bzw. vegane Kost, sondern es werden Milch und Milchprodukte gegessen, aber auch Fleisch, Fisch und Eier. Letztere spielen allerdings eine untergeordnete Rolle.

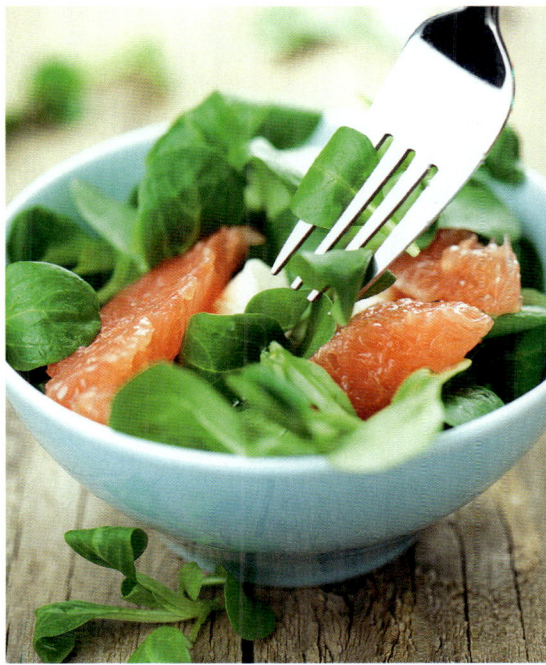

Essen Sie bunt, abwechslungsreich und legen Sie den Schwerpunkt auf pflanzliche Kost.

- Fleisch hat die ideale Zusammensetzung an Aminosäuren (Eiweißbausteine) für den Menschen und liefert Eisen. Diese gesunden Eigenschaften können Sie nutzen, indem Sie ein- bis zweimal, maximal jedoch dreimal pro Woche Fleisch essen. Alles, was darüber hinausgeht, dient nicht mehr Ihrer Gesundheit und fördert stattdessen Darmkrebs. Dabei ist Geflügel und Wild Schweine-, Rind- und Lammfleisch vorzuziehen.
- Wählen Sie 70 Prozent des täglichen Energiebedarfs aus dem pflanzlichen Bereich. Das bedeutet weniger Kalorien bei hoher Nährstoffdichte. Je frischer die Früchte und je natürlicher gewachsen, desto besser ist ihre Wirkung auf den menschlichen Organismus. Ganz offensichtlich haben Obst und Gemüse eines der größten Krebsvorsorgepotenziale, das die Wissenschaft kennt. Nur der Verzicht aufs Rauchen hat ein noch größeres Potenzial.

Die idealen Lebensmittel: Keimlinge und Sprossen

Ein ideales Lebensmittel nicht nur zur Krebsabwehr sind Keimlinge. In einem Getreidekorn ist alles enthalten, was die Pflanze zum Leben benötigt. Bei der Keimung wird der Stoffwechsel des Korns aktiviert, Vitamine werden gebildet und das Korn wird zur Krebsabwehr noch besser. Mineralstoffe, die im Korn fest gebunden sind und kaum für uns zur Verfügung stehen, werden frei. Vitamin C bildet sich neu. Die Keimlinge können den gesamten menschlichen Stoffwechsel aktivieren und das Immunsystem stabilisieren. Während des Keimvorgangs nimmt der Vitamingehalt stark zu, die Kalorien dagegen werden weniger. Kein anderes Nahrungsmittel ist so vollwertig, kalorienarm und nährstoffreich.

Getreidekeimlinge sind gesünder als das entsprechende Getreide:
- Sie enthalten mehr Vitamine (50- bis 200-prozentige Vermehrung).
- Sie sind reich an Enzymen.
- Sie enthalten viele Ballaststoffe und sekundäre Pflanzenstoffe.

Sie können Keimlinge kaufen oder selber ziehen. Letzteres hat den Vorteil, dass Sie die Samen monatelang zu Hause aufbewahren können, und dennoch – ohne täglichen Einkauf – jederzeit frische Vitamine und Mineralstoffe, die während des Keimens mobilisiert werden, zur Verfügung haben. Mit den Keimlingen ersparen Sie sich die Schadstoffe aus Boden, Luft und Wasser, die ansonsten die Vitamine begleiten. Wenn Sie sich die Samen besorgen, sollten Sie entweder zu unbehandelter Bioware greifen oder darauf achten, dass auf der Verpackung der Vermerk angebracht ist, dass die Ware zum Keimen geeignet ist. Bei konventionellen Samen, die für den Boden bestimmt sind, ist nicht auszuschließen, dass sie chemisch behandelt sind.

Zum Keimen eignen sich alle Getreidesorten mit Ausnahme von Hirse und Reis. Auch Hülsenfrüchte wie die Mungobohne oder Kichererbsen sind günstig, außerdem Alfalfa (Luzerne), Sonnenblumenkerne, Rettich und Bockshornklee.

Keimlinge sind für „Anfänger" in Sachen Vollwertküche manchmal nicht gut verdaulich, da sich der Darm erst daran gewöhnen muss und sich entsprechende Verdauungsenzyme und Zusammenset-

zungen an Mikroorganismen erst „etablieren" müssen. Beginnen Sie daher erst mit kleinen Mengen und steigern Sie diese allmählich. Man sagt, dass Alfalfa-, Rettichoder Radieschensprossen für den Start leichter verdaulich sind. Weizenkeimlinge schmecken vielen jedoch besser und weisen große Mengen an Vitalstoffen wie z. B. Vitamin E und B-Vitamine auf. Sie sind außerdem ausgesprochene Radikalfänger und besonders reich an Kalium, Magnesium, Phosphor und anderen Mineralstoffen. Sie können sie über jeden Salat, jede Nachspeise und generell über alle Gerichte streuen. Damit werten Sie diese auf und unterstützen die Krebsvorsorge.

Gewusst, wie: Keimlinge selbst ziehen

Sie können Keimlinge in einem einfachen Konservenglas mit luftdurchlässiger Gaze anziehen oder die in verschiedenen Variationen angebotenen Keimkammern nutzen, die es z. B. im Reformhaus oder Bioladen gibt. Darauf ist zu achten:

- Wichtig ist, dass die Keimlinge Sauerstoff bzw. Luft bekommen – ansonsten beginnen sie zu schimmeln. Weizen und Senf bilden beim Keimen feine Faserwürzelchen. Sie erinnern an Schimmel, sind jedoch harmlos.
- Sobald die Keimlinge muffig riechen, muss man sie wegwerfen.
- Die Samen am Morgen und Abend spülen und anschließend das Wasser abfließen lassen.
- Im Sommer können Sie z. B. Weizenkeimlinge schon nach eineinhalb Tagen ernten. Wenn Sie grüne Triebe sehen, sind die Keimlinge eigentlich schon zu lange gekeimt und beginnen nach Gras zu schmecken.
- Vor dem Genuss noch einmal kräftig spülen.
- Keimlinge von Hülsenfrüchten wie Sojabohne und Grünen Bohnen blanchieren.
- Buchweizen, Kresse und Senf sollte man auf Küchenpapier wachsen lassen. Sie sondern beim Keimen Schleimstoffe ab, die ein Zusammenkleben der Samen bewirken.

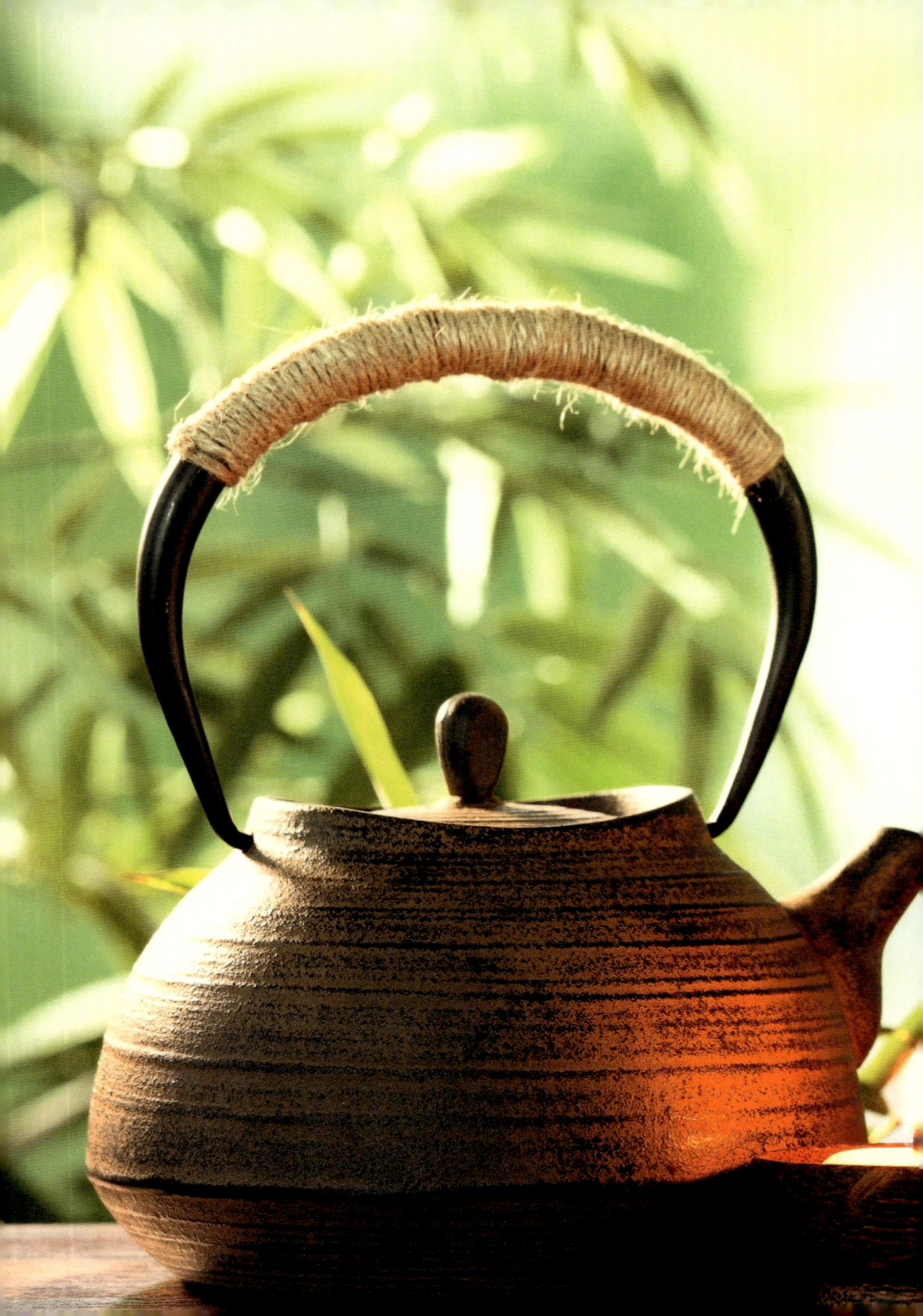

NATÜRLICHE WAFFEN GEGEN DEN KREBS

Ein Krebs wird meist operativ und/oder durch Chemo- oder Strahlentherapie behandelt. Daneben gibt es aber eine Reihe natürlicher Krebstherapien, die Sie ergänzend und unterstützend zur klassischen Behandlung einsetzen können. In diesem Kapitel finden Sie eine Fülle von meist sanften Therapien aus der Natur, die zum einen helfen können, die Geißel Krebs zu besiegen, und zum andern die Nebenwirkungen aggressiver Behandlungen abmildern.

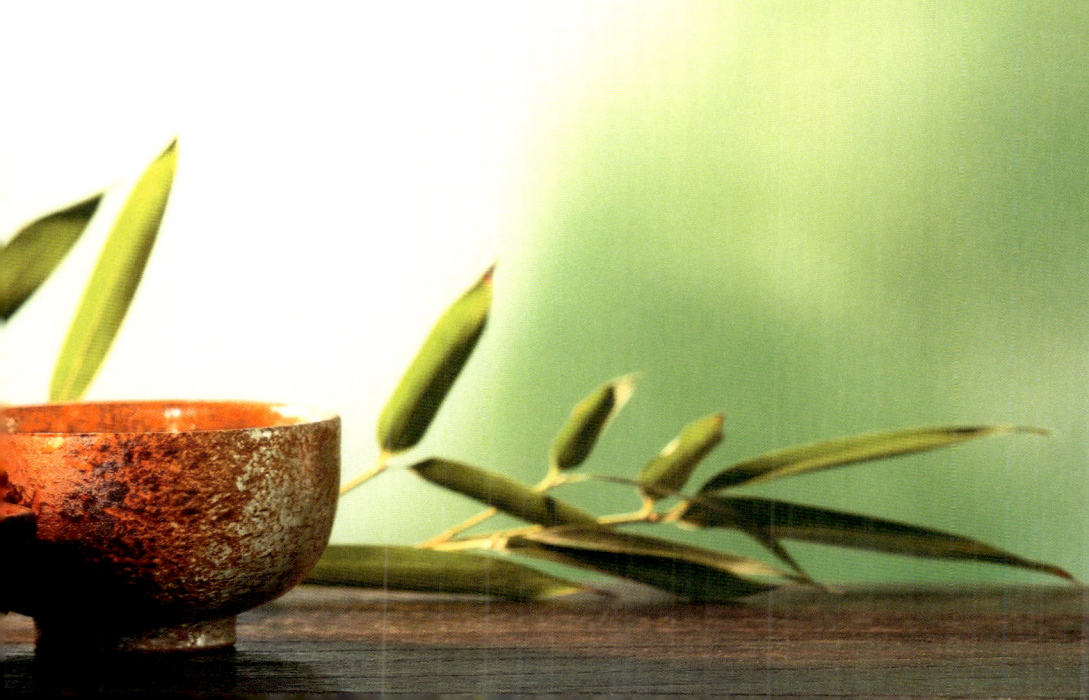

Heilkräuter aus dem Regenwald

Der Regenwald, den es auf verschiedenen Kontinenten gibt, ist die größte Apotheke der Welt und birgt noch viele unerforschte Heilkräuter. Einige der Pflanzen, die dort gedeihen, sind bekannt dafür, dass sie bei diversen Krebserkrankungen helfen können.

Brasilianischer Ginseng

Der Brasilianische Ginseng (Pfaffia paniculata) ist ein großer tropischer Strauch, der zur Familie der Fuchsschwanzgewächse gehört. Man nennt ihn auch Suma, Pfaffia oder „Para toda" („Für alles"). Er stammt aus dem Amazonasbecken und den tropischen Bereichen südamerikanischer Länder. Zu Heilzwecken genutzt wird seine Wurzel. Sie erhalten den brasilianischen Ginseng über das Internet.

Tumorwirkung

Die medizinischen Wirkungen des Brasilianischen Ginseng sind zahlreich: So wirkt die Wurzel ganz allgemein als Stimulans und Stärkungsmittel, sie beruhigt jedoch auch die Nerven bei Stress und Müdigkeit. Sie fördert die Blutzirkulation, stimuliert das Immunsystem und hat entzündungshemmende sowie wundheilende Effekte. Außerdem gibt es Hinweise einer normali-sierenden Funktion auf Verdauungstrakt und Zentralnervensystem. Sie soll auch bei chronischer Fatigue helfen – der bleiernen Müdigkeit, die auch Patienten nach einer Krebsoperation häufig befällt. Durch Forschungsarbeiten konnte die schmerzhemmende, antientzündliche und Antikrebswirkung nachgewiesen werden. Auch die Wirkung gegen Leukämie scheint bewiesen. Sie enthält antioxidative Inhaltsstoffe und stärkt das Herz. Da Brasilianischer Ginseng auch als Östrogenersatz wirkt, warnt man allerdings vor einer Anwendung bei Tumorarten, die von Östrogenen beeinflusst werden.

Traditionelles Rezept
Die getrocknete und pulverisierte Wurzel wird in ein Getränk gemischt. Dafür rührt man einen Teelöffel Pulver in 250 Milliliter Wasser oder Saft, kocht diese Mischung ca. 15 Minuten und siebt die Rückstände ab. Zwei- bis dreimal am Tag davon trinken.

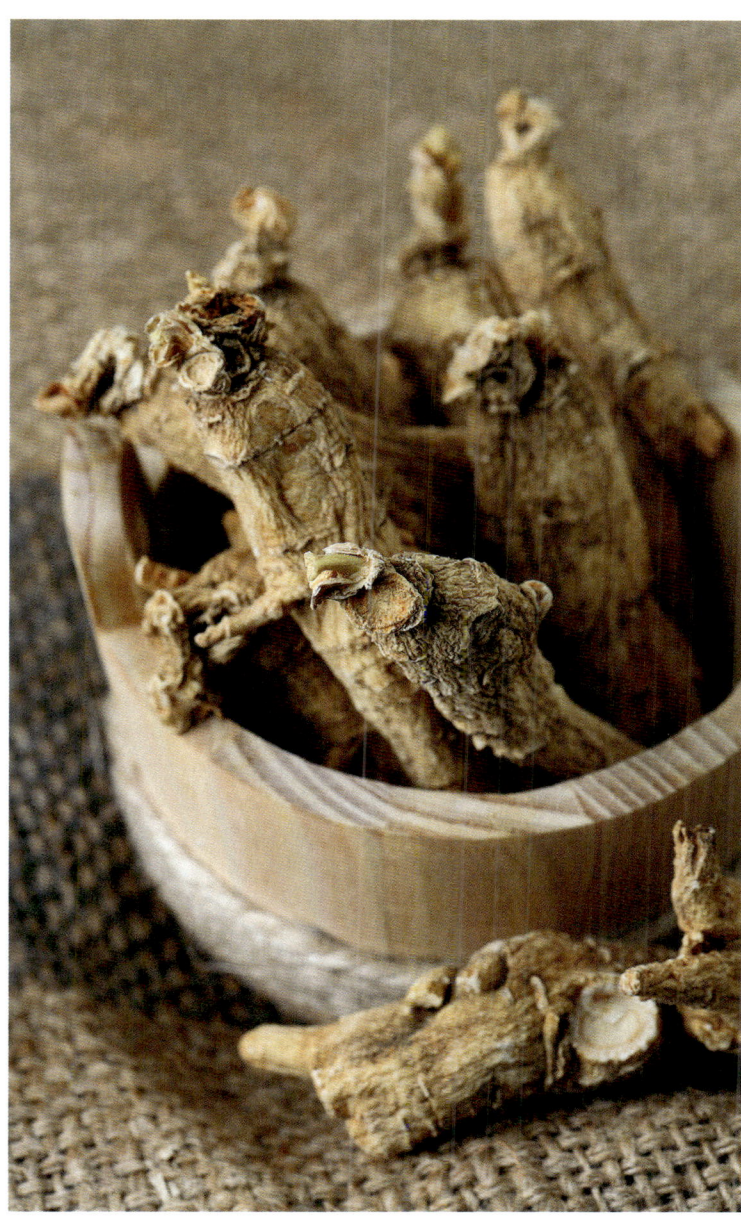

Vom Ginseng
findet die Wurzel
als Heilmittel
Verwendung.

Chancapiedra

Der Name Chancapiedra (Phyllanthus niruri) bedeutet „Steinbrecher". Die krautige Pflanze gehört zur Familie der Wolfsmilchgewächse und erreicht eine Wuchshöhe von 30 bis 40 Zentimeter. Man findet sie im Regenwald Amazoniens und anderen tropischen Gebieten inklusive den Bahamas, Südindien und China.

Oro Verde GmbH bietet diese Pflanze an.

Tumorwirkung

Indigene nutzen dieses Gewächs traditionell zur Ausscheidung von Gallen- und Nierensteinen, es scheint aber auch gegen Krebs zu wirken. Durch seine zahlreichen Wirkungen erlangte das Kraut aus dem Regenwald Weltruhm. Das Besondere daran ist, dass bislang keine Nebenwirkungen auftraten und es nicht gesundheitsschädlich ist.

> **Traditionelles Rezept**
> Ca. 5 Gramm Chancapiedra-Kraut in kaltem Wasser aufweichen, dann ca. zehn Minuten kochen, stehen lassen und zwei- bis dreimal täglich eine Tasse trinken.

Chuchuhuasa

Chuchuhuasa (Maytenus macrocarpa R. & P. Briquet) ist ein großer, kronenartiger Baum im Regenwald Amazoniens, der bis zu 30 Meter hoch wird. Generell werden Rinde, Blätter und Wurzel eingesetzt.

Tumorwirkung

Chuchuhuasa verwendet man als Schmerzmittel und als immunulogisches Stimulans. Örtliche Heilpraktiker, die sogenannten Curanderos, nutzen Chuchuhuasa als allgemeines Stärkungsmittel.

Die lange Anwendungszeit als Heilpflanze und die Effektivität der Wirkung weckte auch das Interesse der Wissenschaftler. Bereits in den 1960er-Jahren wurde die stimulierende Wirkung von Blattauszügen auf das Immunsystem entdeckt. Forscher fanden Wirkstoffe gegen Hautkrebs, Gehirn- und andere Tumorformen. Auch in der Wurzel wurden spezielle Wirkstoffe gefunden, die ebenfalls das Krebswachstum reduzieren sollen.

Als Nebenwirkung all dieser Wirkstoffe hat man bislang nur eine Allergie bei empfindlichen Personen entdeckt.

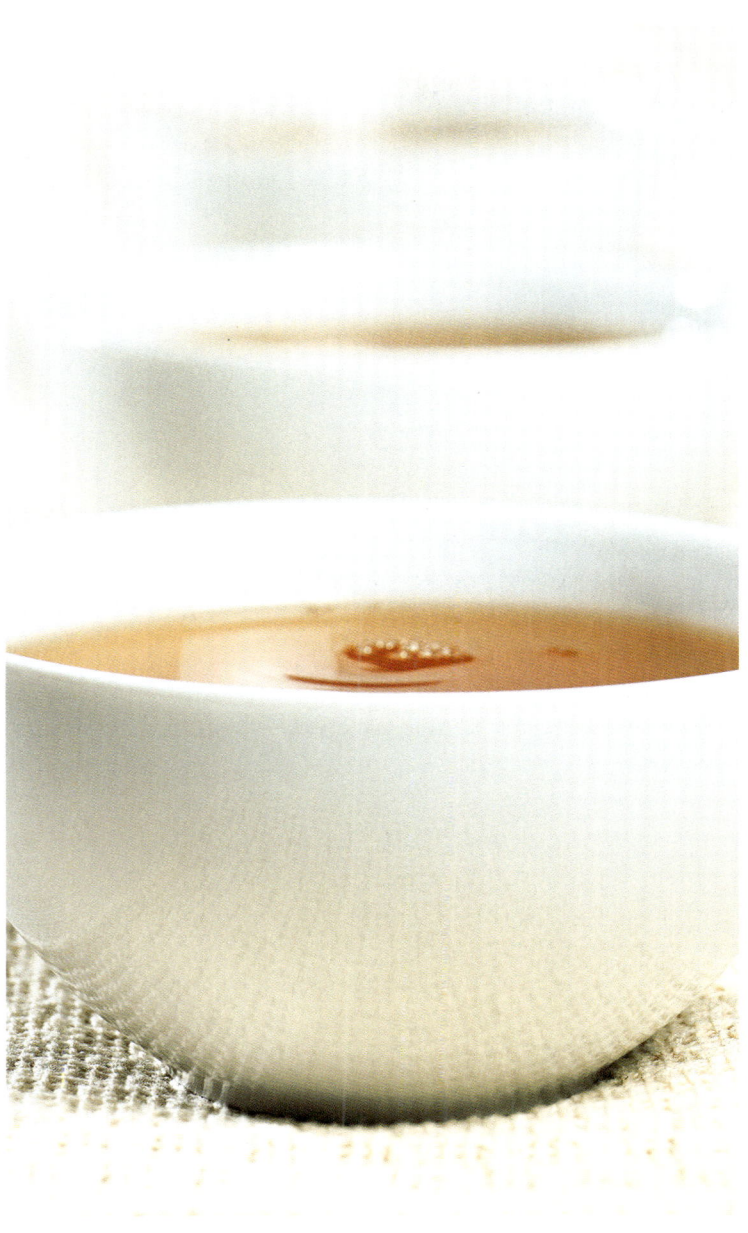

Vom Chancapiedra-
Aufguss zwei- bis
dreimal täglich eine
Tasse trinken.

Copaiba-Baum

Diese Baumart, die 15 bis 30 Meter hoch wird, gehört zur Ordnung der sogenannten Schmetterlingsblütenartigen (Fabales) und zur Familie der Hülsenfrüchte (Fabaceae). In Europa wurde Copaiba (Copaifera spp) bereits 1625 bekannt, als die Jesuiten ihn aus der neuen Welt mitbrachten. Er erhielt damals die Bezeichnung „Jesuitenbalsam". Man findet den Baum im Regenwald des tropischen Südamerika.

Tumorwirkung

Das Öl oder der Balsam, den man aus dem Baum gewinnt, kräftigt das strapazierte Nervensystem, verleiht Energie und Stärke, stimmt gelassen und fröhlich, wirkt aufbauend und allgemein kräftigend. Auch gegen Müdigkeit und Abgespanntheit soll es helfen. Außerdem gilt Copaiba als schmerzlindernd. Der auch in Europa bekannte Schamane Don Pedro aus Peru setzt das Flüssigharz des Baumes sogar erfolgreich bei noch geschlossenen Magengeschwüren ein. Es soll angeblich auch den Erreger von Magengeschwüren (Helicobacter pylori) abtöten.

Auch tumorhemmende Eigenschaften sagt man ihm nach. Vertreter der Curanderos in Peru setzen ihn äußerlich und innerlich bei Hautkrebs ein. Wissenschaftliche Laborversuche erbrachten den Nachweis über wachstumshemmende Eigenschaften bei Leukämie sowie bei Brust- und Darmkrebszellen.

> **Traditionelles Rezept**
> 5 bis 15 Tropfen des Baumharzes zwei- bis dreimal täglich mit lauwarmem Wasser oder mit einem Teelöffel Honig oder Joghurt vermischen und einnehmen.

Nach indianischer Tradition trägt man den Balsam auch auf entzündete Hautstellen auf. Dies soll die Wundvernarbung positiv beeinflussen. Mischt man das Harz Körperölen bei, pflegt und schützt Copaiba die Haut.

Guanábana

Guanábana (Annona muricata L.) ist ein kleiner, aufrechter, immergrüner Baum, der eine Wuchshöhe von fünf bis sechs Metern erreicht. Man findet ihn in den wärmsten Gebieten Nord- und Südamerikas inklusive Amazonien, aber auch auf Jamaika, Haiti und in Westindien.

Tumorwirkungen

Bereits seit den 1940er-Jahren forscht man an der Pflanze. Besonders intensiv wird eine Stoffgruppe untersucht, die sogenannten Annonacen-Acetogenine, die nur in der Familie der Annonaceae vorkommen. Die Pflanze bildet diese natürlichen

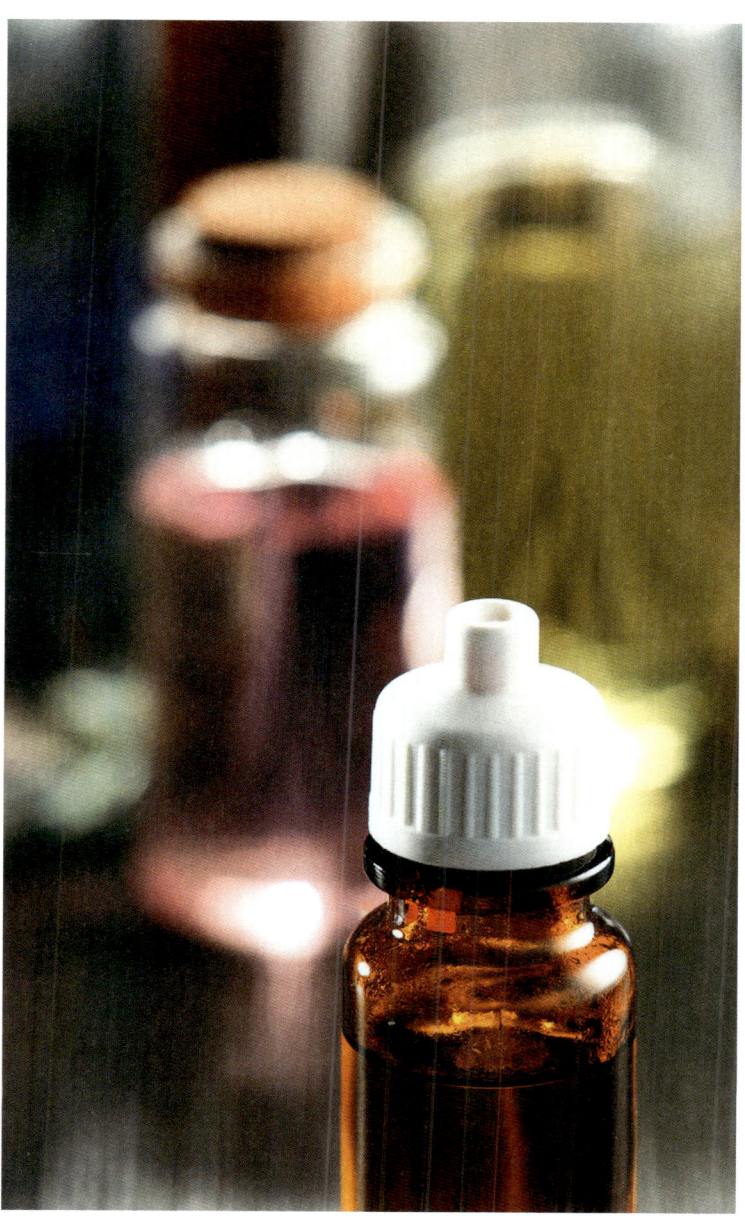

Copaiba-Öl können Sie in Tropfenform einnehmen oder Hautpflegeprodukten beimischen. Sie können das Öl über das Internet bestellen, zum Beispie im Regenwaldlader.

Verbindungen in Blättern, Stängeln, Rinde und Samen. Wissenschaftlich bestätigt wurde, dass diese Stoffe beträchtliche tumorhemmende Eigenschaften und eine spezifische Wirkung gegen verschiedene Krebszellenarten haben, ohne dabei die gesunden Zellen zu schädigen. Sogar bei niedrigen Dosierungen (1 ppm, entsprechend einem Teil in einer Million) sollen manche Acetogenine bereits helfen. Die besondere Wirkung gegen Krebs beruht auf der Hemmung enzymatischer Prozesse, die nur in Membranen (Zellumhüllungen) der Tumorzellen ablaufen. Deshalb schaden sie gesunden Zellen auch nicht. Inzwischen gibt es auf die Acetogenine zahlreiche Patente. Besonders wirksam scheinen die Annonacen-Acetogenine allerdings gegen Prostatakrebs zu sein.

Erfreulicherweise helfen die Substanzen gerade gegen Tumore, die sich als resistent gegenüber den üblichen Krebsmedikamenten gezeigt haben. Man versteht inzwischen sogar den biochemischen Mechanismus der wertvollen pflanzlichen Inhaltsstoffe. Als wirksam erwiesen haben sie sich gegen Lungen-, Brust-, Pankreas- und Dickdarmkrebs sowie beim Lymphom. Forscher aus Taiwan haben 2003 mitgeteilt, dass der wichtigste Acetogenin-Annonacin-Wirkstoff außerdem gegen Eierstock-, Gebärmutter-, Harnblasen- und Hautkrebszellen wirken soll.

Manche Naturheilkundler verwenden Blätter und Stängel der Guanábana (mehr als 40 festgestellte natürliche Acetogenine inklusive Annonacin) als Ergänzungsheilkur in ihrer Krebstherapie.

> **Traditionelles Rezept**
> Aus 2 bis 3 Gramm Graviolablättern einen Teeaufguss bereiten und drei- bis vier Tassen pro Tag trinken. Diese Menge gilt als wirksame Dosis.

Vorsicht Nebenwirkungen!

Während die Acetogenine ausgesprochen hilfreich sind, scheinen andere Substanzen von Guanábana nicht so positiv zu wirken. Alkaloide haben eine schädigende Wirkung auf Nerven gezeigt. Die Forscher vermuten, dass genau diese Substanzen eine ungewöhnliche Form der Parkinsonkrankheit zur Folge haben, die man in denjenigen Gebieten fand, in denen man die Samen als Wurmmittel nutzte. Deshalb sind Samen und Wurzeln der Graviola auf keinen Fall zu empfehlen! Blätter und Früchte kann man dagegen bedenkenlos genießen.

Da sich im Rahmen von Tierversuchen auch eine Wirkung auf die Gebärmutter gezeigt hat, sollten schwangere Frauen auf die Einnahme der Pflanze verzichten. Im Labor wurden auch antimikrobielle Wirkungen belegt. Die Substanzen töten also unter Umständen Bakterien und Pilze im Darm, die wir zur Verdauung benötigen. Das heißt, eine langfristige Einnahme kann dazu führen, dass nützliche Bakterien im Verdauungstrakt absterben. Entsprechend ist es empfehlenswert, ergänzend probiotische und verdauungsfördernde Enzyme einzunehmen, falls die Graviola-Kur länger als 30 Tage dauert. Da auch noch andere Nebenwirkungen im Tierversuch festgestellt wurden, sollte man von Selbstversuchen ohne ärztliche Begleitung auf jeden Fall Abstand nehmen.

Wechselwirkungen Bei der Verwendung von Guanábana sollte man bei gleichzeitiger Einnahme von Bluthochdruckmedikamenten und Antidepressiva vorsichtig sein, da die Wirkung verstärkt werden kann. Auch mit sogenannten MAO-Hemmern (diese Arzneimittel hemmen ein bestimmtes Enzym, das gesundheitsschädliche Substanzen entgiften kann) können Wechselwirkungen auftreten. Sprechen Sie deshalb vor einer Anwendung unbedingt mit Ihrem Arzt.

Guanábana ist dennoch zweifellos ein hoffnungsvolles Naturheilmittel gegen Krebs, das zeigt, wie wichtig der Schutz und die Bewahrung des Regenwaldes ist.

Javanische Gelbwurzel

Die Javanische Gelbwurzel (Curcuma xanthorrhiza und C. Longa), auch als Kurkuma, Gelber Ingwer, Safran-, Gelb- oder Gilbwurz bekannt, gehört zur Familie der Ingwergewächse. In den Tropen wird sie vielfach kultiviert und ist Bestandteil des Currypulvers, bei dem es erheblich zur Farbgebung beiträgt. Man erhält Curcumin auch als Gewürz in Bioqualität.

Tumorwirkung

Die Javanische Gelbwurzel enthält das ätherische Öl Curcumin. Bekannter ist es jedoch in Form der zerriebenen Wurzel als Bestandteil des Currypulvers. Das Curcumin gehört zu den sekundären Pflanzenstoffen, genauer zur Gruppe der Polyphenole (siehe Kapitel „Sekundäre Pflanzenstoffe"), die das Pflanzengewebe vor Sauerstoff schützen. Entsprechend sagt man dem Curcumin eine krebshemmende und antioxidative Wirkung nach. In der traditionellen Medizin Indonesiens wird Curcumin als Hauptbestandteil von Jamu, den traditionellen indonesischen Heilmitteln, gegen eine Vielzahl von Krankheiten eingesetzt. Dazu gehört eine allgemeine Stärkung des Immunsystems.

Die javanische Gelbwurzel gehört bei uns zu den pflanzlichen Arzneimitteln gegen verschiedene Verdauungsprobleme. Leider berichtet man als Nebenwirkung

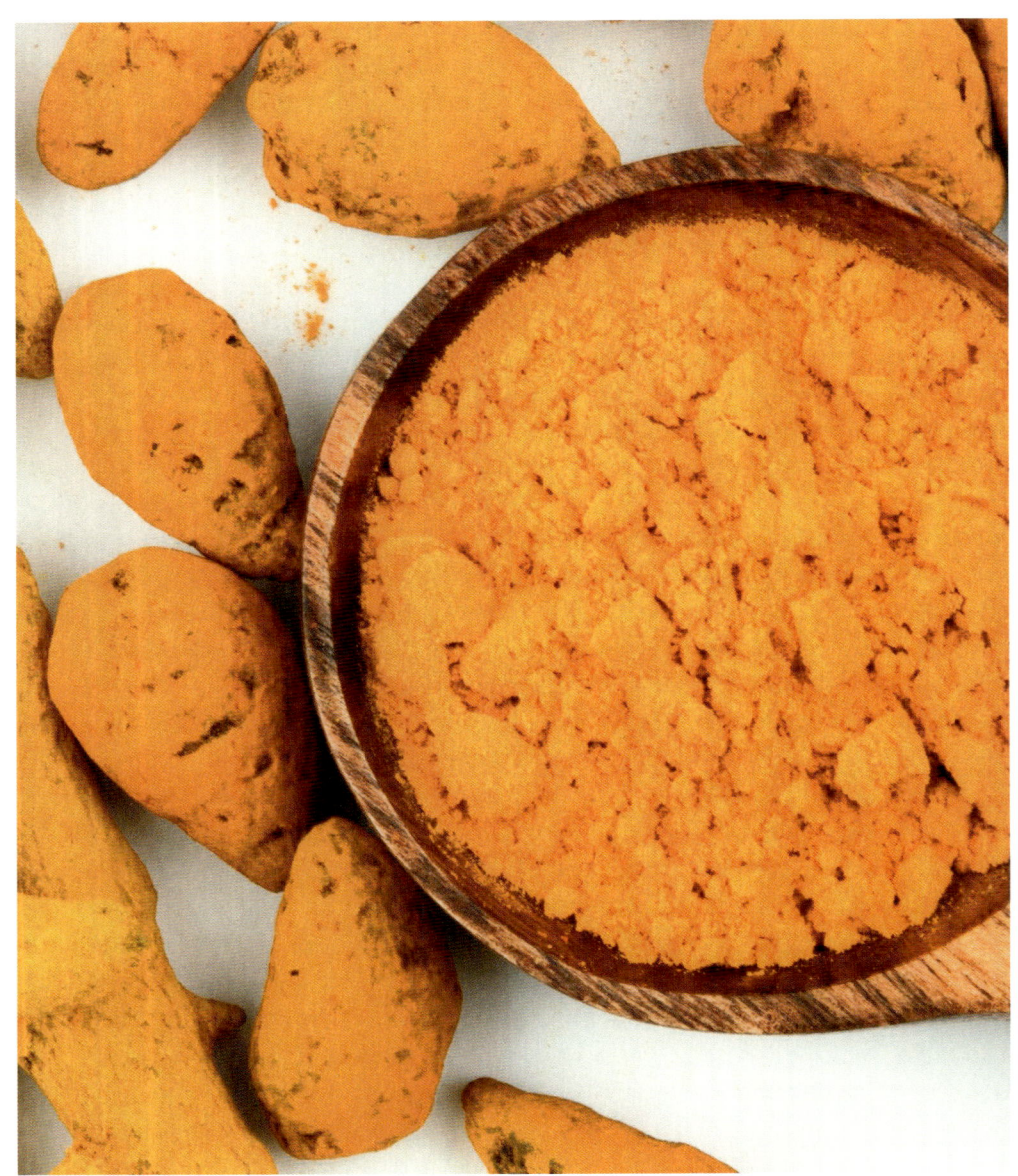

Curcumin sagt man eine krebshemmende und antioxidative Wirkung nach.

über eine verstärkte Neigung zu Blutungen. Auch bei Gallenproblemen, etwa dem Verschluss der Gallenwege und vor allem bei Gallensteinen, wird auf alle Fälle vor der Anwendung eine Rücksprache mit dem Arzt empfohlen.

Bei uns sind die Inhaltsstoffe des Rhizoms, die Curcuminoide, als krebshemmend bekannt, jedoch gibt es bislang keine Krebsmedikamente, die sie enthalten. In zahlreichen Studien wurden Antitumorwirkungen nachgewiesen. Vor allem bei Tumoren, die durch Chemikalien ausgelöst wurden, scheinen die Inhaltsstoffe des Wurzelstocks zu helfen. Diese Substanzen können auch Entzündungsreaktionen eindämmen – das ist wichtig, damit die Chemotherapie die gefährlichen Tumorstammzellen auslöschen kann. Es empfiehlt sich auf alle Fälle, das Gewürz zu verwenden.

Während man zur Behandlung von Verdauungsstörungen von einer mittleren Tagesdosis von zwei Gramm des Heilkrauts ausgeht, wurden in Pilotstudien bezüglich der Tumorwirkung Dosierungen von acht bis zehn Gramm täglich ohne nennenswerte Nebenwirkungen gut vertragen und eingesetzt. Auch als Tee erhält man das Kraut. Hier wählt man besser Produkte, die den Forderungen des Europäischen oder Deutschen Arzneibuchs entsprechen (diese sind in der Regel nur in der Apotheke

oder Reformhaus erhältlich). In Indonesien trinkt man Curcuma-Teezubereitungen täglich anstelle von Kaffee oder schwarzem Tee. Dabei sind die wertvollen Inhaltsstoffe der Pflanze in überraschend hoher Konzentration enthalten.

Katzenkrallen-Dorn

Der Katzenkrallen-Dorn (Uncaria bzw. Nuclea tomentosa Willd.) gilt als Wunderpflanze, da er nahezu über unglaubliche Heilwirkungen verfügt. Er gehört zur Pflanzenfamilie der Röte- (Rubiaceae) oder Liliengewächse. Im Spanischen heißt Katzenkralle „Uña de gato". Man findet die Pflanze im gesamten Amazonasregenwald von Bolivien und Brasilien, aber auch in anderen Regenwäldern Südamerikas. Uña de gato gehört seit Jahrhunderten zu den großen Heilpflanzen der indigenen Bevölkerung.

Tumorwirkung

Die medizinische Wirkung gilt offensichtlich nur für die peruanische Form – mindestens 18 weitere Pflanzen, die nicht artverwandt sind, tragen ebenfalls den Namen Uña de Gato, verfügen aber nicht über diese Wirkung. Seit über tausend Jahren wird die Katzenkralle von den Ureinwohnern in der Naturmedizin angewandt. In Peru braute man einen Tee aus der inneren Rinde, also dem Bast der Pflanze Diesen Pflanzenteil setzt man auch heute noch ein.

Uña de gato enthält eine einzigartige Kombination chemischer Verbindungen (Alkaloide), die bei der Anwendung gleichzeitig den Organismus sehr schonen. Ursprünglich wurde die Pflanze vor allem bei Entzündungen des Verdauungstraktes und Magengeschwüren eingesetzt.

Nachgewiesen ist eine Stimulierung des Immunsystems bzw. zweier spezieller Arten von weißen Blutkörperchen: Granulozyten und Makrophagen. Uña de gato verlängert die Überlebenszeit der Lymphozyten und hilft beim Aufbau neuer, gesunder Zellen. Diese Wirkung scheint auch die wichtigste der Pflanze zu sein. Menschen mit schwachem Immunsystem, wie z. B. Krebskranke, können mit ihrer Hilfe auf eine Stimulierung des Abwehrsystems hoffen. Entsprechend wendet man die Pflanze bzw. pharmazeutische Mittel daraus bei der Behandlung von Krebspatienten an, insbesondere bei der Nachbehandlung. Bei einer weiteren Substanz wurde eine ausgeprägte Wirkung gegen Leukämie gefunden. Außerdem wird sie gegen Magen- und Darmgeschwüre und bösartige Tumore eingesetzt.

Da Katzenkralle antimutagen, also gegen Erbgutveränderungen wirkt, empfiehlt man sie Rauchern zur Vorbeugung vor Krebs. In diesem Zusammenhang ist die Mailänder Studie interessant. Bei 100 aktiven Rauchern wurde die Anwesenheit von erbgutschädigenden Stoffen im Harn nachgewiesen, die üblicherweise die Ursache für die Krebsentstehung im Organismus sind. Bereits kurz nach der Verabreichung von Katzenkrallen-Dorn war ihre Anwesenheit im Harn stark reduziert. Die gesundheitsschädigenden Effekte verschwanden sogar vollständig.

Aus der Erfahrungsheilkunde wird die Heilung von Gehirntumoren, Leukämie sowie anderer Krebsarten berichtet. Als Nebenwirkung wird von Verstopfung, Erhöhung der Harnsäurewerte und von Herz-Kreislauf-Beschwerden berichtet.

Gegenanzeigen Präparate und Tees, die die Wirkstoffe der Pflanze enthalten, dürfen bei Organtransplantationen bzw. von Patienten, die Immunsuppressiva einnehmen, nicht verwendet werden. Ebenso sollte man bei Impfungen davon Abstand nehmen und bei einer Heparinbehandlung vor der Verwendung mit dem Arzt sprechen.

Da die Katzenkralle ganz offensichtlich den Blutdruck beeinflusst, sollte vor der Einnahme mit dem Arzt abgeklärt werden, ob noch andere Medikamente dieser Art verwendet werden dürfen. Eine Blutdruckkontrolle ist anzuraten. Auch mit Antazida (Mittel, die die Säurebildung im Magen beeinflussen) sollten Katzenkrallenpräparate nicht gleichzeitig eingenommen werden. Sollte man Durchfall durch die Anwendung bekommen, ist die Dosis zu verringern.

Traditionelle Rezepte

Es kursieren verschiedene Rezepte zur Anwendung von Uncaria tomentosa, die jedoch wissenschaftlich nicht untersucht sind. Wenn Sie dennoch einen Katzenkralle-Tee testen möchten, versuchen Sie eines der folgenden Rezepte.

- Für einen Liter Tee 2 Gramm Katzenkralle 15 bis 20 Minuten lang kochen und anschließend absieben.

- 5 bis 10 Gramm getrocknete Rinde (ca. 2 bis 3 Esslöffel) mit einem Liter Wasser vermischen und zum Kochen bringen. 20 bis 25 Minuten kochen, abkühlen lassen und absieben.

- Timm Büscher vom Institut für Landschafts- und Pflanzenökologie erwähnt als verwendete Dosierungen Mengen zwischen 1 und 3 Gramm täglich, bis hin zu 20 Gramm bei fortgeschrittenen Krankheitsstadien. Bei den größeren Mengen empfiehlt er allerdings einen Arzt hinzuzuziehen, um Nebenwirkungen zu vermeiden.

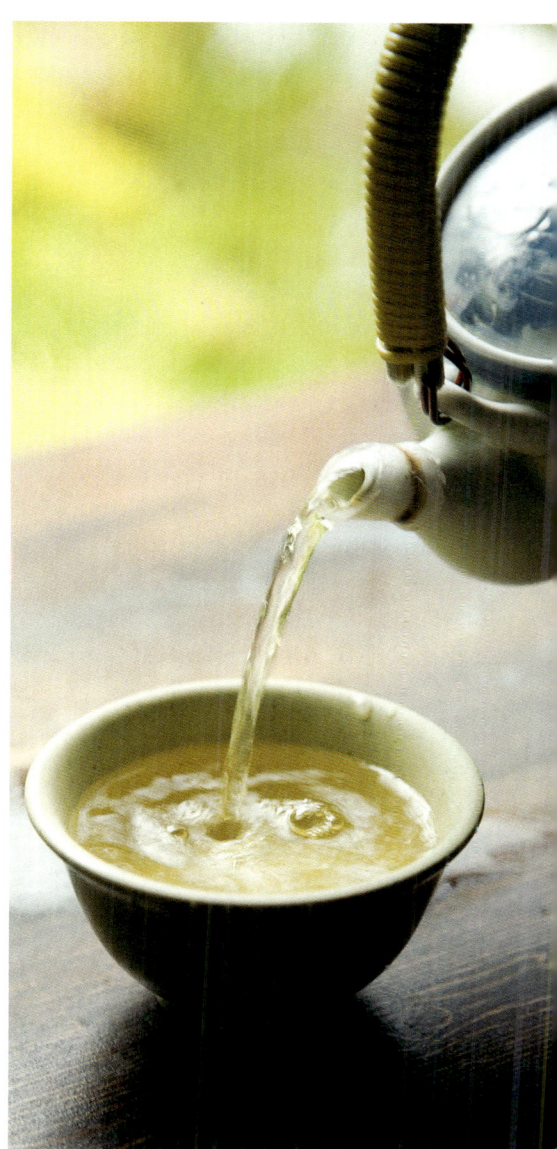

Probieren Sie Katzenkralle (Uncaria) als Aufguss.

Madagaskar-Immergrün

Ursprünglich kam das Madagaskar-Immergrün (Catharanthus roseus, auch Vinca rosea L.) tatsächlich aus Madagaskar, heute ist es weltweit in den Regenwäldern verbreitet. Es ist auch unter dem Namen „Rosy Periwinkle" bekannt.

Tumorwirkungen

In der modernen Medizin ist die Pflanze eine wichtige Grundsubstanz für die Chemotherapie bei unterschiedlichen Krebsarten. Wurzeln und Blätter enthalten die Alkaloide Vincristin und Vinblastin, die als Modellsubstanzen für Zytostatika (Chemotherapeutika, Stoffe, die das Wachstum von Krebstumoren hemmen) dienen. Vinblastin ist inzwischen bei uns ein Standardmedikament bei Blasenkrebs. Vincristin wird in der Kombinationstherapie bei Leukämie und kleinzelligem Bronchialkarzinom eingesetzt. Auch gegen Hodenkrebs werden die Inhaltsstoffe des Immergrüns verwendet. Die Hodgkin-Krankheit (Lymphdrüsenkrebs), an der vor allem junge Erwachsene erkranken, und die akute lymphatische Leukämie kam ohne den Einsatz der Pflanze für daran erkrankte Kinder praktisch einem Todesurteil gleich. Durch den Einsatz von Vincristin in der Chemotherapie hat sich die Überlebenschance von an Leukämie erkrankten Kindern vervierfacht. Mit Vinblastin konnte die Zehnjahresüberlebensrate der Hodgkin-Krankheit von 2 auf 58 Prozent erhöht werden. Die Medikamente sind auch gegen einige weitere Krebsarten wirksam, wie etwa gegen den Wilms-Tumor, primäre Hirntumore sowie gegen Gebärmutterhals- und Brustkrebs.

Chemotherapeutika aus Madagaskar-Immergrün

Die Substanzen, die man heutzutage in der Tumortherapie verwendet, sind die sogenannten Vinca-Alkaloide (Catharanthus-Alkaloide), darunter die Substanzen Vinblastin und Vincristin als Sulfate. Sie stammen aus den Wurzeln und Blättern des Madagaskar-Immergrüns und sind unter den Markennamen cellblastin® und cellcristin® (beides Injektionslösungen) sowie FARMISTIN® CS Injekt Trockensubstanz auf dem Markt.

Sangre de Drago

Sangre de Drago (Croton draconoides, C. lechleri, C. salutaris, C. planostigma) ist ein Baum mit einem Stammdurchmesser von 30 Zentimeter und 10 bis 20 Meter Höhe. Man findet ihn im Amazonas-Regenwald, aber auch an anderen Regenwaldstandorten z. B. in Peru, Kolumbien und Ecuador bis Bolivien. Wie der Baum heißt auch sein Harz: Sangre de Drago bedeutet übersetzt „Drachenblut". Schneidet man die Rinde an oder reibt sie ab, so fließt das dunkelrote, saftartige, schäumende Harz hervor. Dieses „Blut" hat eine langjährige Tradition unter den einheimischen Stämmen Amazoniens und generell in der Naturheilkunde der Südamerikaner. Es stammt in der Regel aus Wildsammlungen.

Tumorwirkung

Das Wolfsmilchgewächs ist ein bekanntes Allheilmittel. Von der Wundbehandlung bis hin zu Schuppen findet es immer eine Anwendung. Es hilft unter anderem bei Magengeschwüren und wird auch bei innerem und äußerem Krebs verabreicht.

Man weiß, dass man in Sangre de Drago Antioxidantien, Tannine und Lignane findet. Bereits vor Jahren wurde eine virentötende und sarkomhemmende Wirkung bestätigt (ein Sarkom ist eine bösartige Bindegewebsgeschwulst). Außerdem vermutet man eine generelle Wirkung gegen Tumore.

Das seit alters her verwendete Heilmittel gibt es zu kaufen. Empfohlen wird eine tägliche Einnahme von 10 bis 20 Tropfen ein- bis dreimal täglich. Nebenwirkungen sind bislang nicht aufgetreten, auch Gegenanzeigen gibt es bisher nicht. Folgende Rezepte haben sich bei den entsprechenden Krankheiten bewährt:

> **Traditionelle Rezepte bei Magengeschwür**
> Einen Löffel (ca. 5 Milliliter Harz) in einem Glas mit lauwarmem Wasser lösen. Einnahme: Am ersten Tag 1, am zweiten Tag 2, am dritten Tag 3 Tropfen nehmen usw. bis zum zwanzigsten Tag 20 Tropfen, dann 15 Tage lang 20 Tropfen täglich und am 16. Tag wieder senken auf 19 Tropfen usw. bis zu einem Tropfen. Nach dieser Kur sollte das Magengeschwür völlig geheilt sein. Wenn dies nicht der Fall ist, nach 15-tägiger Pause die Prozedur wiederholen.

Agaricus blazei Murill

Agaricus blazei Murill ist ein Heilpilz, der ursprünglich aus dem brasilianischen Regenwald stammt. Es handelt sich um einen sogenannten Mandelpilz, der dem Champignon ähnlich ist.

Tumorwirkung

Zu seinen bemerkenswerten Inhaltsstoffen gehören hohe Mengen an den Vitaminen B_6 und angeblich sogar B_{12}. Er stabilisiert wirkungsvoll das Immunsystem und hat unter allen Heilpilzen den höchsten Anteil an Betaglucanen. Diesen Substanzen wurde in zahlreichen unabhängigen Studien eine eindeutig krebshemmende Wirkung bescheinigt. Infolgedessen wird Agaricus in der alternativen Krebstherapie und zur Unterstützung des Immunsystems in Komplementärtherapien verwendet. Außer den Betaglukanen enthält er noch andere Substanzen, die ebenfalls höchst erfolgreich bei vielen Krebserkrankungen wirken. Manche sehen in ihm daher ein „kleines Wunder" der Krebsbehandlung.

Man kann den Pilz sehr gut mit der Chemotherapie kombinieren, die im Allgemeinen unter Verwendung des brasilianischen Pilzes viel besser vertragen wird. Aber er hilft auch bei vielen anderen Beschwerden wie z. B. Depressionen oder Fatigue (siehe Abschnitt „Natürliche Hilfe gegen Fatigue"). Er fördert die Regeneration des Knochenmarks und die Blutbildung. Außerdem ist er bei austherapiertem Leber- und Brustkrebs hilfreich.

Als Nebenwirkung sind nur Allergien bei empfindlichen Personen bekannt.

Lapachotee

Der Lapacho- oder Tawari-Baum (Tawari amarillo und negro, Tabebuia chrysantha und avellanedeae) gehört zu den Trompetenbaumgewächsen, wissenschaftlich „Bignoniaceae". Tabebuia-Bäume prägen in Südamerika häufig das Bild von Landschaft und Städten.

Tumorwirkungen

Der Bast (die Innenrinde) des Lapacho-Baums enthält zwar Wirkstoffe, die gegen Krebs helfen können. Jedoch soll eine ausreichende Dosierung starke Nebenwirkungen hervorrufen. Als krebsheilende Substanz identifizierte man Lapachol – zumindest scheint es Tumore zu verkleinern. Außerdem enthält die Pflanze mindestens 20 weitere aktive Bestandteile, denen man eine Heilwirkung zuschreibt.

Bewiesen ist z. B. die Stimulierung des Immunsystems und die antibakterielle Wirkung. Bereits der regelmäßige Genuss von Lapacho-Tee soll das Immunsystem stärken. Für diese Wirkung werden Substanzen der Stoffgruppe der Chinone verantwortlich gemacht, die zu den sekundären Pflanzenstoffen zählen. Sie sollen sogar bereits in Mengen, die in einem normalen Aufguss enthalten sind, die körpereigenen Abwehrkräfte stärken. Der Tee enthält kein Koffein und weniger Gerbstoffe als andere Tees. Dadurch schmeckt er angenehm mild.

Wissenschaftlich bekannt ist, dass Lapacho bei verschiedenen Tumorarten zytostatisch wirkt, also das Zellwachstum hemmt. Dazu liegen experimentelle Studien mit einem Alkoholextrakt vor. Auch den Wirkmechanismus dafür kennt man. Als Nebenwirkung treten bei hohen Dosen Blutungen auf, die man jedoch durch gleichzeitige Verabreichung von Vitamin K verhindern kann. In Deutschland bekommt man die Lapachorinde zerkleinert oder als Pulver zur Herstellung von Teezubereitungen („Juka-Tee") als Nahrungsergänzung. Leider bekommt man das Pulver nicht als Arzneimittel bei uns. Jedoch sind experimentelle Studien durchgeführt worden, die eine den Zelltod der Krebszelle verursachende (apoptoseinduzierende) Wirkung von Lapachol bei verschiedenen Krebszellen (z. B. leukämische Zellen und Brustkrebszellen) gut belegen. Eine Erforschung der Lapachorinde wäre dringend nötig.

Gegenanzeigen Lapachotee kann bei empfindlichen Personen eine Allergie auslösen. Als Nebenwirkungen sind auch Übelkeit, Bauchschmerzen und Durchfall möglich. Vor einer Überdosierung und längeren Anwendung als sechs Wochen wird gewarnt. Auch Schwangere sollten die Pflanze allenfalls äußerlich anwenden. Als Bestandteil von Salben ist Lapacho offensichtlich problemlos verwendbar.

Traditionelles Rezept
Circa 2 Esslöffel (Herstellerangabe beachten) Lapachorinde mit einem Liter Wasser vermischen, zum Kochen bringen und 20 bis 25 Minuten kochen lassen. Dann abkühlen lassen, absieben und den Tee trinken.

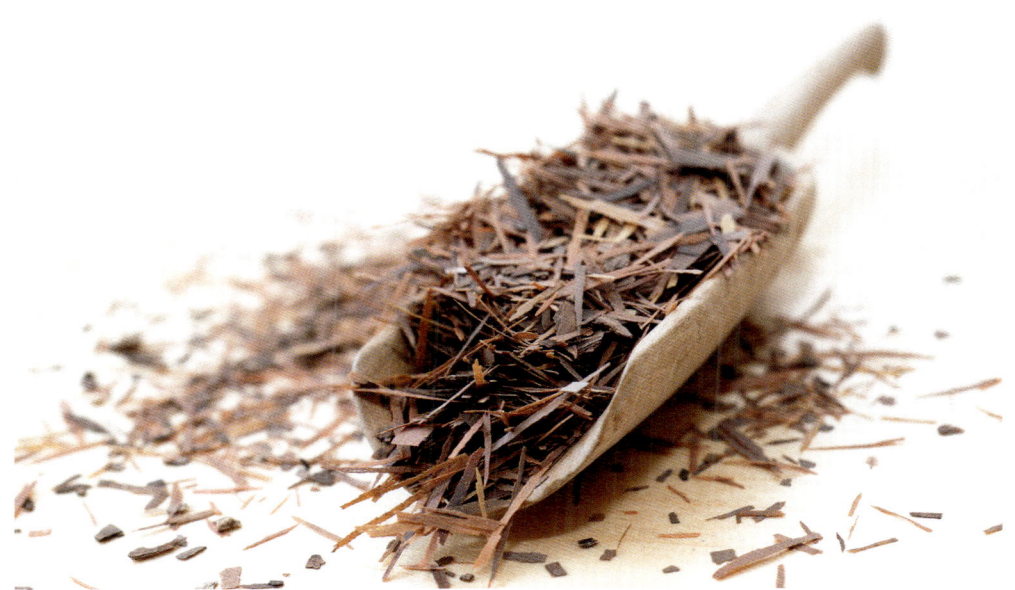

Lapachorinde ist zerkleinert als Tee oder in Pulverform zur Nahrungsergänzung erhältlich.

Gegen welchen Krebs ist im Regenwald ein Kraut gewachsen?

Krebs und Begleiterkrankungen – Gegen welchen Krebs ist im Regenwald ein Kraut gewachsen?

KRANKHEIT, SYMPTOM ODER ANWENDUNG	PFLANZENARTEN UND VERWENDETE PFLANZENTEILE, FÜR DIE HINWEISE AUF EINE HEILENDE WIRKUNG VORLIEGEN
Bauchspeicheldrüsenkrebs	Guanábana
Bösartige Tumore	Katzenkrallen-Dorn
Bronchialkarzinom, kleinzelliges	Madagaskar-Immergrün
Brustkrebs	Guanábana, Madagaskar-Immergrün, Agaricus blazei Murill, Lapacho (Tawari amarillo)
Chemotherapeutikum	Madagaskar-Immergrün, Agaricus blazei Murill
Dickdarmkrebs	Guanábana
Eierstockkrebs	Guanábana
Fatigue	Agaricus blazei Murill, Brasilianischer Ginseng
Gebärmutterhalskrebs	Guanábana, Madagaskar-Immergrün
Harnblasenkrebs	Guanábana, Madagaskar-Immergrün
Hautkrebs	Chuchuhuasa, Guanábana, Sangre de Drago
Hirntumor, primärer	Madagaskar-Immergrün
Hodenkrebs	Madagaskar-Immergrün
Krebs allgemein	Agaricus blazei Murill, Brasilianischer Ginseng (nur bei östrogenunabhängigen Krebsformen), Guanábana, Sangre de Drago
Krebsvorbeugung	Javanische Gelbwurzel, Katzenkrallen-Dorn
Leberkrebs, austherapiert	Agaricus blazei Murill
Leukämie	Brasilianischer Ginseng, Copaiba-Baum, Madagaskar-Immergrün, Katzenkrallen-Dorn, Lapacho (Tawari amarillo)

KRANKHEIT, SYMPTOM ODER ANWENDUNG	PFLANZENARTEN UND VERWENDETE PFLANZENTEILE, FÜR DIE HINWEISE AUF EINE HEILENDE WIRKUNG VORLIEGEN
Lungenkrebs	Guanábana
Lymphom	Guanábana
Magengeschwüre	Copaiba-Baum, Katzenkrallen-Dorn, Sangre de Drago
Prostatakrebs	Guanábana
Sarkomhemmung	Sangre de Drago
Tumorhemmung	Copaiba-Baum
Verschiedene Tumore	Chancapiedra, Chuchuhuasa, Guanábana, Madagaskar-Immergrün, Sangre de Drago
Wilms-Tumor	Madagaskar-Immergrün
Zytostatikum	Copaiba-Baum (bei Brust- und Darmkrebs), Madagaskar-Immergrün, Sangre de Drago

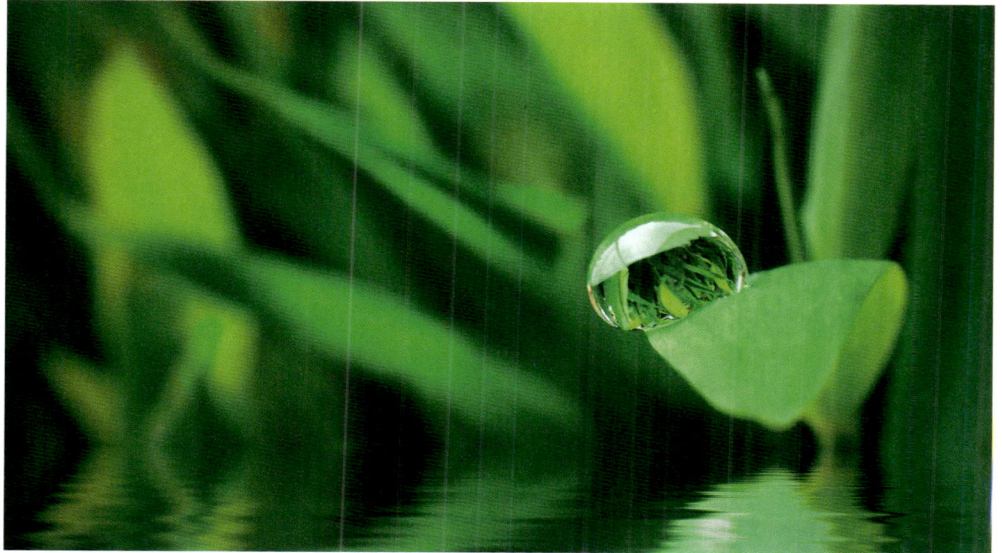

Im Regenwald wachsen viele Pflanzen, für die Hinweise auf eine heilende Wirkung vorliegen.

Heilsame Pilze – Shiitake und Co.

Heilpilze bzw. Präparate aus medizinischen Pilzen setzt man in der Traditionellen Chinesischen Medizin (TCM) seit mehreren tausend Jahren ein. In Japan werden sie seit Längerem in der Krebstherapie verwendet. Ihre Wirkungen sind zahlreich. So haben Heilpilze antioxidative und entgiftende Funktionen, manche enthalten lebensnotwendige Eiweißbausteine sowie eine Vielzahl unterschiedlichster bioaktiver Substanzen, in anderen findet man große Mengen an B-Vitaminen, Vitamin D und/oder Spurenelemente.

Besonders interessiert man sich für bestimmte Ballaststoffe, das heißt eine Gruppe davon, die Polysaccharide bzw. Betaglukane (langkettige Zuckerverbindungen). Diesen sagt man eine abwehrstärkende Wirkung nach, indem sie verschiedene Zellen des Immunsystems anregen, so z. B. natürliche Killerzellen oder Fresszellen.

Wie helfen Heilpilze gegen Krebs?

Im Rahmen von Laboruntersuchungen und vereinzelten Studien konnten die im Tierversuch beobachteten Effekte einer Antitumorwirkung und Immunstärkung bestätigt werden. Beispielsweise überlebten Patienten mit fortgeschrittenem Magenkrebs und einer Chemotherapie doppelt so lange wie diejenigen, die kein Lentinan (ein Vielfachzucker aus dem Shiitakepilz) zusätzlich bekommen hatten. Offensichtlich wird durch diesen Heilpilz die Empfindlichkeit von Tumorzellen gegenüber Chemotherapeutika erhöht. In Japan ist Shiitake sogar für die Anwendung bei Patienten mit Magen- oder Darmkrebs offiziell erlaubt.

Lentinan Zuckerverbindungen wie Lentinan scheinen einer Metastasierung vorzubeugen. Lentinan hemmt zudem das Tumorwachstum und hilft bei Krebserkrankungen des Verdauungsapparates einschließlich Leber und Bauchspeicheldrüse sowie bei Lungen- und Eierstocktumoren. Als man im Rahmen einer klinischen Studie mit 275 Magenkrebskranken parallel zur Chemotherapie Lentinan gab, erreichte man verbesserte Immunantworten, deutliche Tumorrückbildungen und Lebensverlängerungen. Auch bei Darm- und Brustkrebspatienten erzielte man ähnlich gute Ergebnisse. Laut japanischer Studien führt die zusätzliche intravenöse Injektionstherapie mit Lentinan zu einer Verlängerung der Lebenszeit und zu einem bis zu 50-prozentigen Rückgang von Lungen-, Gebärmutterhals-, Magen- und Darmtumoren.

Heilpilze können in jeder Krankheitsphase des Tumors eingesetzt werden. Hoch dosiert vermindern sie die Nebenwirkungen einer Chemotherapie oder Bestrahlung. Auch den Abfall von bestimmten Blutzellen, den Leukozyten, stoppen sie. Außerdem können sie bei Fatigue (starke Müdigkeit) eine Hilfe sein.

Die bei Krebserkrankungen am häufigsten eingesetzten Heilpilze sind Agaricus (siehe Abschnitt „Heilkräuter aus dem Regenwald"), Maitake, Reishi und Shiitake. Sie werden je nach Tumorart, schulmedizinischer Behandlung und aktuellen Beschwerden ausgewählt. Im Folgenden finden Sie eine kurze Beschreibung der verschiedenen Heilpilze.

Shiitake

Shiitake (Lentinula edodes) ist einer der bekanntesten und am besten untersuchten essbaren Pilze. Er steht an zweiter Stelle der kultivierten Pilze auf der Welt und wird in den westlichen Ländern überall industriell oder regional in der Landwirtschaft produziert. Man erhält ihn als ganzen Pilz, getrocknet, als Pulver sowie als wässrigen oder alkoholischen Extrakt. Infolge seiner immunstimulierenden Wirkung erhöht der Shiitakepilz die Widerstandsfähigkeit gegenüber bakteriellen Infektionen – eine häufige Begleiterscheinung der Chemotherapie.

Die Antitumorwirkung des Pilzes wurde mehrmals bestätigt. Er konnte im Ver-

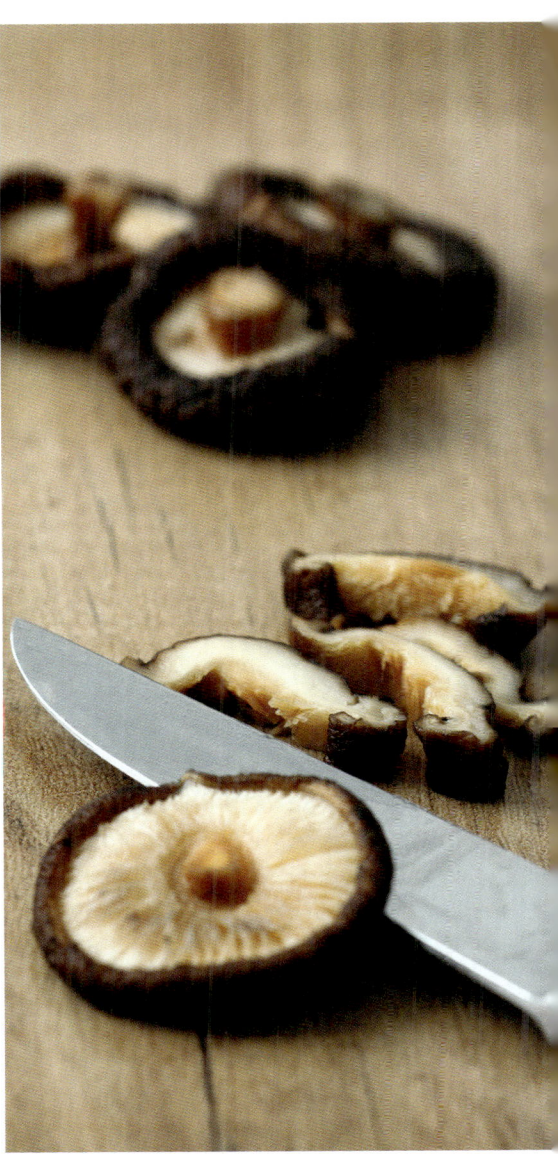

Die Antitumorwirkung von Shiitakepilzen ist in mehreren Studien bestätigt worden.

bindung mit Zytostatika (5-Fluoruracil) die Überlebenszeit bei Patienten mit Magenkrebs, Hirntumor, Lungenkrebs, Darmkrebs und Tumoren der Gebärmutter beträchtlich verlängern.

Aufpassen muss man nur, da einige Menschen allergisch auf den Pilz reagieren. Auch eine erhöhte Empfindlichkeit gegenüber Sonnenlicht ist möglich, ebenso Magenbeschwerden und Hautrötungen sowie Juckreiz. Als sicher gelten die Mengen, die sich im Rahmen eines ganz normalen Pilzgerichtes bewegen. Der Inhaltsstoff, das Lentinan, ist bei uns zumindest als Nahrungsergänzung nicht zugelassen. Da es nur schlecht aufgenommen wird, muss es ohnehin injiziert werden. Allerdings wurden in letzter Zeit Produkte entwickelt, die den Pilz in winzigen Bruchstücken enthalten; hier könnte die Aufnahme eventuell besser sein.

Lentinan soll das Tumorwachstum verlangsamen, bei Chemotherapie helfen und das Immunsystem stärken. Dafür sind jedoch erst weitere Studien nötig, die auch aufzeigen, welche Dosierungen bei welchen Krebsformen erforderlich sind. Welcher Wirkstoff im Shiitakepilz für die Immunstimulation verantwortlich ist, ist bisher nicht bekannt. Shiitake enthält darüber hinaus sekundäre Pflanzenstoffe, die eine antibakterielle und pilzgiftige Wirkung haben.

Die empfohlene Dosierung liegt bei ca. 8 Gramm getrockneter Shiitakepilz pro Tag (Kosten: ungefähr 1,60 Euro). Das entspricht etwa 80 bis 100 Gramm frischen Pilzen.

Weitere Heilpilze

Maitake

Maitake („Tanzender Pilz") wirkt auf unser Immunsystem ähnlich stark wie der „Pilz des Gottes" Agaricus blazei Murill aus dem Regenwald (siehe Abschnitt „Heilkräuter aus dem Regenwald"). Auch er stärkt die Knochensubstanz und ist bei Knochenmetastasen oder unter antihormoneller Therapie wichtig.

Reishi

Reishi (Ganoderma lucidum) ist der am besten wissenschaftlich untersuchte asiatische Heilpilz. Er besitzt eine gute Wirksamkeit bei hormonabhängigen Tumoren (Brust- und Prostatakrebs). Er wirkt insbesondere leberstärkend und erhöht die Sauerstoffsättigung des Blutes.

Cordyceps

Cordyceps (Raupenpilz) wird vor allem bei Fatigue (Erschöpfung und Müdigkeit) eingesetzt und soll die Stimmung verbessern.

Polyporus

Polyporus (Eichhase) wird empfohlen, wenn sich Metastasen über das Lymphsystem gebildet haben. Außerdem wirkt er harntreibend und hilft auf diese Weise, wenn es nach Lymphknotenentfernungen zu Stauungen kommt.

Hericium

Hericium (Affenkopfpilz) ist für alle Schleimhäute gut und wird entsprechend empfohlen, um die Magen- und Darmschleimhaut zu stärken. Er wird daher vor allem bei Krebserkrankungen des Magens, des Darms oder der Speiseröhre eingesetzt.

Coriolus

Coriolus (Schmetterlingsporling) wirkt gegen Viren sowie Pilze und stärkt wie alle anderen Heilpilze die Immunabwehr. Er ist vor allem gegen hormonabhängige Tumore wie Brust- und Prostatakrebs günstig.

Wie werden Heilpilze gegen Krebs eingesetzt?

Heilpilze können in der natürlichen Krebsbehandlung im Rahmen eines biologischen Gesamtkonzeptes eingesetzt werden. Bedenklich ist allerdings die Schadstoffbelastung. Hier sollte man beim Kauf nachfragen. Vorteilhaft gegenüber einer isolierten Einzelgabe scheint die Kombination von verschiedenen Heilpilzen zu sein.

Ob Extrakte oder Pilzpulver besser geeignet sind, wird kontrovers diskutiert. Der Vorteil von Extrakten ist, dass die eigentlich wirksamen Substanzen (Vielfachzucker, sogenannte Polysaccharide/Betaglucane) rund 20-fach konzentriert sind und dass fast alle ernst zu nehmenden Studien mit Pilzextrakten durchgeführt wurden. In getrocknetem Pilzpulver aus dem ganzen Fruchtkörper ist der Anteil der Wirksubstanzen dagegen nicht in konzentrierter Form, sondern in deren natürlicher Menge vorhanden. Dafür ist aber das gesamte Spektrum an bioaktiven Substanzen enthalten.

Im Pilzpulver findet sich das sogenannte Chitingerüst der Pilze. Dies kann eventuell zu Verdauungsproblemen und einer schlechteren Aufnahme der wirksamen Inhaltsstoffe führen.

Am besten beginnt man mit dem Extrakt und kombiniert es eventuell mit getrocknetem Pilzpulver, um die positiven Eigenschaften beider Rohstoffqualitäten zu nutzen. Von Vorteil ist es außerdem, gleichzeitig natürliches Vitamin C zu essen. Dies soll die Aufnahme der pilzspezifischen Inhaltsstoffe verbessern und das Immunsystem noch zusätzlich unterstützen. Am besten suchen Sie im Internet nach einem Therapeuten, der mit der Anwendung von Heilpilzen Erfahrung hat.

Ergänzende natürliche Heilverfahren

Behandlungsformen, die nicht zum Therapiekanon der Schulmedizin zählen, nennt man komplementäre oder alternative Therapieverfahren. Sie sind häufig ganzheitlich ausgerichtet und tragen in vielen Fällen zu einer Verbesserung der Lebensqualität bei. Dazu zählt man unter anderem Pflanzenheilkunde, Traditionelle Chinesische Medizin, Enzymtherapie und Misteltherapie. Sie sollen in der Regel die klassische Therapie nicht ersetzen, sondern diese ergänzen und unterstützen.

Misteltherapie stärkt die Abwehr

Die Misteltherapie ist eine der am häufigsten eingesetzten komplementären Krebsbehandlungen. Dabei werden Extrakte der Pflanze unter die Haut gespritzt, um das Tumorwachstum zu hemmen und die Abwehrkräfte anzuregen. Die zuckerhaltigen Eiweißsubstanzen der Pflanze, die sogenannten Lektine, stimulieren nachweislich das Immunsystem. Außerdem fördern

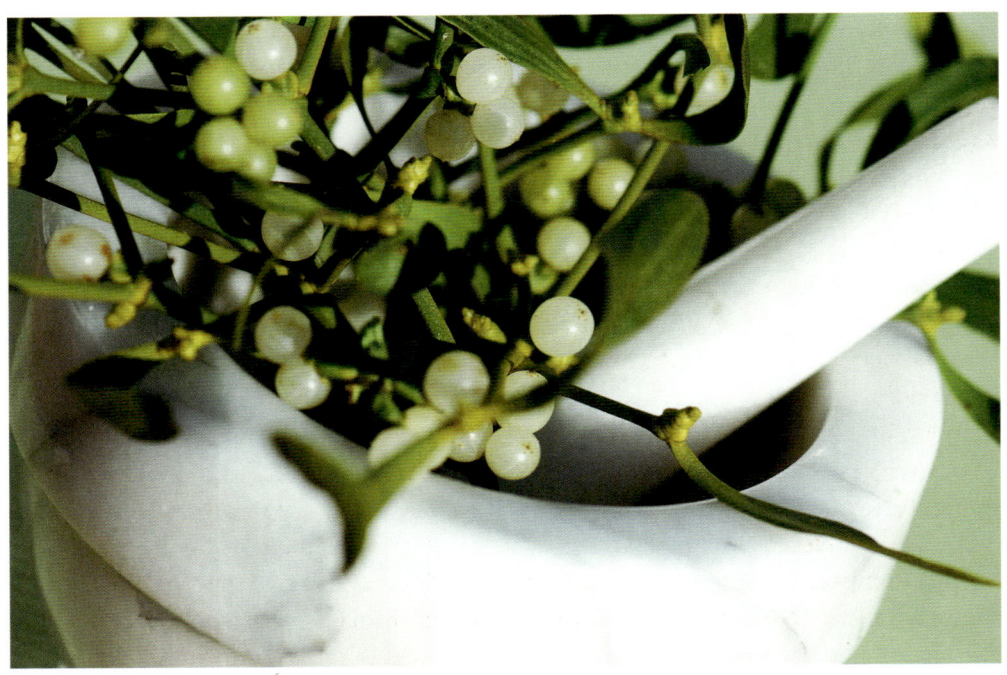

Die Misteltherapie ist eine der am häufigsten eingesetzten komplementären Krebsbehandlungen.

sie die Ausschüttung von Endorphinen im Gehirn, die schmerzlindernd und stimmungsaufhellend wirken. Sogar Rückbildungen von Tumoren konnte man feststellen. Auch Melanome (Hautkrebs) sprechen gut auf die Misteltherapie an.

Vorausgesetzt, die Therapie wird von einem erfahrenen Arzt eingeleitet und kontrolliert, ist sie auf alle Fälle zu empfehlen. Vorsichtig sollte man gemäß Professor Josef Beuth, Gründer und Leiter des Instituts zur wissenschaftlichen Evaluation Naturheilkundlicher Verfahren (ENV), nur bei Tumoren des blutbildenden Systems (etwa Leukämien oder Lymphome) sein. Bei diesen Erkrankungen sollten Mistelextrakte nicht oder allenfalls im Rahmen von klinischen Studien verabreicht werden, da sie z. B. ein Wachstum der Tumorzellen bewirken können.

Mistelpräparate sind auch geeignet, um die Nebenwirkungen von Zytostatika (Zellgiften, die bei der Chemotherapie eingesetzt werden) oder einer Strahlentherapie abzumildern. Appetitlosigkeit, Tumorschmerz, Durchfall, Depressionen, Müdigkeit oder Schlafstörungen, schlechtes Allgemeinbefinden, Erschöpfung, Gewichtsverlust und psychische Beeinträchtigung wie z. B. Angstzustände und Verzweiflung treten unter der Misteltherapie wesentlich seltener auf. Der Patient muss weniger Zeit im Krankenhaus verbringen, die Über-

lebenszeit ist länger und die Lebensqualität besser. Insbesondere begleitend zur Chemotherapie bringt die Misteltherapie, gerade bei schweren Tumorerkrankungen, eine deutliche Steigerung der Lebensqualität. Im Rahmen einer Untersuchung an 429 Patienten bekamen nur 2,3 Prozent der mit Mistelpräparaten behandelten Probanden Nebenwirkungen wie Schwindel, Abgeschlagenheit, Depressionen, Fieber oder Juckreiz.

Anwendung Professor Heinz Schilcher, der führende Spezialist für Pflanzenheilkunde in Deutschland, weist in seinem Buch „Leitfaden Phytotherapie" darauf hin, dass die Misteltherapie genau nach Herstellerangaben durchgeführt werden muss. Dies deshalb, da zu hohe Dosen – 2,5 bis 3,0 Mikrogramm Mistel-Lektine (ML) pro Kilogramm Körpergewicht – zu einer Unterdrückung des Immunsystems führen können. Er rät dazu, den Immunstatus vor einer Misteltherapie bestimmen zu lassen, und weist auch darauf hin, dass diese Therapie nicht einfach mithilfe eines Tees oder Präparates, das man einnimmt, möglich ist. Durchgeführt werden sollte die Misteltherapie außerdem langfristig und mindestens in den ersten beiden Jahren nach der Operation, da in dieser Zeit die Gefahr für eine Metastasen- oder Rezidivbildung am höchsten ist.

Neben dieser Verfahrensweise gibt es anthroposophische Mistelpräparate, die nach Vorschrift der Hersteller gemäß der anthroposophischen Therapierichtung ebenfalls genau dosiert werden müssen. Die Kosten dafür können auch von der Krankenkasse erstattet werden. Der Verordner sollte sich jedoch gut mit den Präparaten auskennen, die völlig anders gestaltet sind als die der konventionellen Medizin und auch gegen bösartige Tumore eingesetzt werden.

Empfehlungen Neuere Studienergebnisse zeigten, dass bei Patienten mit Bauchspeicheldrüsenkrebs diese Behandlung nicht nur die Nebenwirkungen einer Chemotherapie abmildert, sondern dass sie als ergänzende Therapie auch zu einer Verlängerung der Überlebenszeit führen kann.

Eine Anwendungsempfehlung für die Misteltherapie gibt es auch für Eierstockkrebs. Da die klinischen Therapien vor allem das Immunsystem langfristig schwächen und dadurch die Bildung von Metastasen fördern können, soll damit möglichst früh begonnen werden, am besten schon vor der Operation. Auf jeden Fall sollte die Behandlung während der ganzen Dauer einer Chemotherapie angewendet werden, um sie verträglicher und wirksamer zu machen.

Sauerstofftherapie für die Zellen

Manche Therapeuten behandeln ihre Patienten zur Unterstützung einer Misteltherapie oder Thymustherapie (siehe Seite 94) mit Sauerstoff. Sie vermuten einen Sauerstoffmangel von Geweben und Zellen, der durch Krebs infolge von Bewegungsmangel, Bettlägrigkeit, Stress, Operationen sowie Strahlen- und Chemotherapie entsteht. Dadurch soll auch die Leistungsfähigkeit des Immunsystems beeinträchtigt sein. Ziel der Therapie ist es, das entstandene Sauerstoffdefizit wieder auszugleichen.

Die Gesellschaft für Biologische Krebsabwehr (GfBK) beschreibt verschiedene Methoden, wie der Sauerstoff verabreicht wird:

- Sauerstoff-Mehrschritttherapie: Die Atemluft wird über eine Nasensonde oder Atemmaske mit reinem Sauerstoff angereichert.
- Hämatogene Oxidationstherapie: Dem Patienten wird aus der Vene Blut entnommen, dieses mit Sauerstoff versetzt und wieder in die Vene gespritzt.
- Sauerstoffinhalation: Der Patient inhaliert zu Hause Sauerstoff über ein spezielles Gerät.

Wissenschaftlich untersucht ist diese Therapie bislang kaum. Dennoch sprechen gute Erfahrungen für die Methode. Eine Studie der Universitäts-Strahlenklinik in

Düsseldorf zeigte, dass eine ergänzende Sauerstofftherapie die Ergebnisse einer Strahlen- und Chemotherapie verbessern und gleichzeitig gesundes Gewebe schützen kann. Zusätzlich tritt die von vielen Kranken beklagte Müdigkeit mit schweren Erschöpfungszuständen (Fatigue) seltener und in abgeschwächter Form auf.

Bei fortgeschrittenem Darmkrebs erhöhen Sauerstoffbehandlungen die Wirksamkeit der Strahlentherapie und vermindern gleichzeitig die Nebenwirkungen. Auf diese Weise werden die gesunden Schleimhäute geschützt.

Weihrauchextrakt statt Kortison

Bei Hirntumoren werden Ödeme mit Kortison behandelt. Um darauf verzichten zu können, wurden Studien mit einer Zubereitung aus der indischen Weihrauchpflanze Boswellia serrata und aus der afrikanischen Weihrauchpflanze Boswellia carterii durchgeführt.

Man weiß aus der indischen Ayurveda-Medizin, dass bestimmte Wirkstoffe im Weihrauch Ödeme und entzündliche Gewebeschwellungen abbauen und verhindern. Diese Wirkung wurde in Studien bei der Behandlung von Hirnödemen bestätigt. Probleme wie Kopfschmerzen, Lähmungen, Sprachstörungen oder andere Beschwerden ließen sich oft schon nach kurzer Zeit mindern oder beseitigen.

Dosierung Voraussetzung für die Anwendung der Weihrauchextrakte ist eine hohe Dosierung. Nach den Erfahrungen in den Universitätskliniken und von Ärzten erreicht man die beste Wirkung mit der Einnahme von täglich 4 bis 6 Gramm. Inzwischen gibt es Kapseln mit jeweils 400 Milligramm Weihrauchpulver. Um die erforderliche Dosis zu bekommen, müssten davon täglich dreimal 3 bis 5 Kapseln eingenommen werden – am besten zu den Mahlzeiten. Bei einer Therapie, die nur zum Erhalt der erreichten Erfolge und zur Verhütung neuer Ödeme dient, kann die Dosis eventuell verringert werden. Generell sollte man allerdings keine zu kleinen Mengen einnehmen, da möglicherweise damit das Krebswachstum sogar gefördert wird.

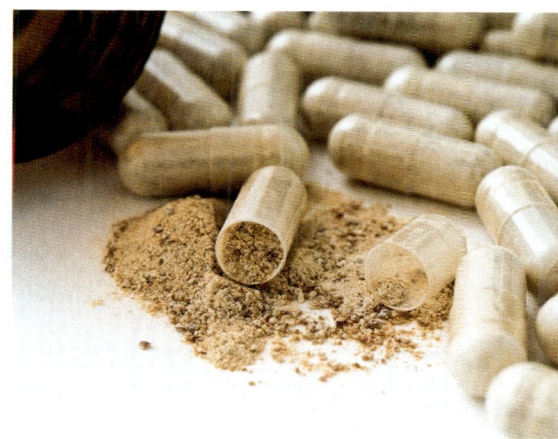

Weihrauch in Kapselform.

Weihrauch-Präparate
In der Schweiz gibt es das speziell hergestellte Weihrauchpräparat namens H15 Ayurmedica® (indischer Weihrauch) und in Deutschland Weihrauchkapseln namens boscari® nach Dr. Fernando (afrikanischer Weihrauch). Der afrikanische Weihrauch enthält Untersuchungen zufolge mehr von der medizinisch wirksamen Boswelliasäure. Homöopathische oder andere Zubereitungen, die gegen rheumatische Erkrankungen oder ähnliche Leiden verkauft werden, sind aufgrund ihrer zu geringen Dosierung für die Krebsbehandlung nicht geeignet. Die Kosten belaufen sich auf monatlich 40 bis 60 Euro (abhängig von der eingenommenen Menge), wenn das Mittel über das Internet bestellt wird (Transportkosten extra).

Um sich aus einer Kortisonbehandlung zurückzuziehen, empfiehlt man, die Weihrauchkapseln in der angegebenen Dosierung zunächst für einige Zeit neben den Kortison-Präparaten einzunehmen. Je nach den Beschwerden kann dann nach ca. sechs Wochen versuchsweise damit begonnen werden, die Dosis des Kortisons zu verringern.

Da sich Weihrauch mit allen anderen Arzneimitteln der Krebstherapie verträgt, kann er auch während einer Bestrahlung oder zusammen mit anderen Präparaten genommen werden. Die Studien lassen hoffen, dass Weihrauch auch das weitere Tumorwachstum hemmen kann.

Nebenwirkungen und Gegenanzeigen. Als Nebenwirkungen wurde von Verdauungsbeschwerden und Hautausschlägen berichtet. Schwangere und stillende Frauen sollten vorsichtshalber auf diese Therapie verzichten. Bei allergischen Reaktionen sollte die Einnahme sofort eingestellt werden.

Mehr zu dieser Therapie und den durchgeführten Studien können Sie im Internet nachlesen (englisch): http://cam-cancer.org/CAM-Summaries/Herbal-products/Boswellia-spp.

Ukrain – Hoffnungsschimmer bei Bauchspeicheldrüsenkrebs

Bei Ukrain handelt es sich um ein halbsynthetisches Mischpräparat aus Alkaloiden des Schöllkrauts und dem Zytostatikum Thiotepa. Dabei soll die Bindung der Schöllkrautalkaloide an Thiotepa die Neigung des Präparats erhöhen, sich an das Tumorgewebe zu binden. Wie der Name vermuten lässt, stammen die Studien dazu im Wesentlichen aus der Ukraine, doch weisen sie methodische Mängel auf. In jüngerer Zeit gab es jedoch auch zwei deutsche Untersuchungen.

Das Medikament soll direkt toxisch (giftig) auf die Tumorzellen wirken, außerdem das Immunsystem stimulieren. Auch eine Hemmung der tumorversorgenden Blutgefäße, somit ein „Aushungern des Tumors" und damit die Unterdrückung der Metastasenbildung erwartet man von diesem Präparat.

Gegenanzeigen und Nebenwirkungen Bei akuten Infektionen, einer vorausgegangenen Strahlentherapie und einer Knochenmarksdepression sollte Thiotepa nicht angewendet werden, da es als Nebenwirkungen Appetitlosigkeit, Übelkeit, Erbrechen, Magen-Darm-Geschwüre und eine Störung der Blutbildung verursacht.

Wechselwirkungen Auch Wechselwirkungen für Thiotepa sind bekannt. So können bei Vor- und Parallelbehandlung mit knochenmarksschädlichen Präparaten Störungen der Blutbildung auftreten. Auch die Wirkung bei gleichzeitiger Behandlung mit Muskelrelaxanzien vom Succinylcholin-Typ kann verstärkt werden.

Das Präparat wird mithilfe von Ampullen injiziert, und zwar nach Herstellerangaben fünf Wochen lang zweimal pro Woche 5 bis 20 Milligramm. Maximal neun Injektionszyklen mit jeweils ca. ein- bis zweiwöchiger Pause sind möglich.

Ukrain ist bisher nur in Weißrussland zugelassen. Dort wird es seit mehr als 20 Jahren in der Komplementärmedizin angewendet. Die Deutsche Krebsgesellschaft und die Deutsche Ärzteschaft raten zwar davon ab. Da es bei fortgeschrittenem Bauchspeicheldrüsenkrebs jedoch derzeit noch keine wirklich effektive Therapie gibt, ist es wohl der einzige Hoffnungsschimmer.

Neuere deutsche Untersuchungen
Bei einer Studie testete man 203 Patienten mit diversen Krebserkrankungen im Endstadium, die alle konventionellen Therapien hinter sich hatten, zweieinhalb Jahre lang mit Ukrain. 37,4 Prozent der Patienten erhielten gleichzeitig eine regionale tiefe Hyperthermie. Zusätzlich bekamen sie Selen, Cimetidin, Thymianextrakt und Vitamin A. Bei 20,2 Prozent der Patienten verschwand der Krebs vollständig, bei 60,1 Prozent zum Teil und nur 19,7 Prozent sprachen auf die Behandlung nicht an. Am besten reagierten Patienten mit einem Seminom (bösartiger Keimzelltumor des Hodens) oder Prostatakrebs auf die Behandlung. Eine andere Studie untersuchte Patienten mit einem inoperablen Bauchspeicheldrüsenkrebs, die Ukrain und das Zytostatikum Gemcitabin erhielten. Am längsten überlebten Patienten, die zuerst Gemcitabin und dann Ukrain erhielten. Die Autoren der Studie zogen daraus den Schluss, dass Ukrain die Überlebenszeit von Patienten mit Bauchspeicheldrüsenkrebs etwa verdoppelt.

Melatonin – Schlafhormon mit Zellschutz

Auch ein natürliches Hormon macht Hoffnung auf Heilung verschiedener Krebsarten. Melatonin wird im Darm, in der Netzhaut unserer Augen und in der Zirbeldrüse (Epiphyse) im Zwischenhirn aus dem Glückshormon Serotonin gebildet. Es steuert den Tag-Nacht-Rhythmus unseres Körpers und beeinflusst das Schlafmuster. Die Melatoninkonzentration steigt in der Nacht um den Faktor 10 an. Das Maximum wird gegen 3 Uhr morgens erreicht und hängt auch von den Jahreszeiten ab. Durch Tageslicht wird die Bildung und Ausscheidung von Melatonin gebremst.

In Labor- und Tierversuchen schützte Melatonin normale Zellen vor der Zellschädigung durch eine Bestrahlung oder Chemotherapie. In verschiedenen Studien stellte man fest, dass es einen Zusammenhang zwischen dem Melatoninspiegel im Blut und einer Krebserkrankung gibt. Jedoch stammen die Ergebnisse vor allem aus einem einzigen italienischen Klinikum, sodass genauere Studien an anderen Institutionen dringend erforderlich wären.

Melatonin beeinflusst das Zellwachstum, die Zellteilung und führt zur Differenzierung von Zellen – Eigenschaften, die es für die Krebsbehandlung interessant machen. Im Laborexperiment konnte es die Ausbildung von Metastasen verringern. Generell scheint es den Stoffwechsel von Tumorzellen zu beeinflussen. Außerdem beobachtete man, dass verschiedene Tumorzelllinien (Prostata- und Brustkrebszellen) durch Melatonin am Wachstum gehindert werden konnten. Auch bei therapieresistenten Tumorzellen und fortgeschrittenem Tumorleiden konnte bei einigen Patienten eine längerfristige Stabilisierung der zuvor voranschreitenden Erkrankung gezeigt werden. Bei einer Kombination mit Interleukin-2 – dem Botenstoff des Immunsystems – kam es bei einigen Patienten zu positiven Ergebnissen.

Ähnliches gilt für die gemeinsame Anwendung von Melatonin und einer Chemotherapie. Ganz allgemein scheint Melatonin die Nebenwirkungen der Krebstherapie besser erträglich zu machen bzw. die Wirkung von Chemo-, Strahlen- und Hormontherapie zu verstärken.

In der Regel wird Melatonin bis zu einer Dosierung von täglich 10 Milligramm einen Monat lang gut vertragen. Jedoch gibt es keine Untersuchung zu Langzeiteffekten.

Definitiv sollte man Melatonin nicht ohne Rücksprache mit seinem Arzt testen, da weder Nebenwirkungen noch Wechselwirkungen mit anderen Krebsmedikamenten ausgeschlossen werden können.

Fazit: Melatonin könnte ein interessantes Krebsmedikament werden, jedoch sind weitere Studien dafür erforderlich. Mehr dazu finden Sie im Internet unter http://cam-cancer.org/CAM-Summaries/Dietary-approaches/Melatonin (auf Englisch).

Enzymtherapie lindert Nebenwirkungen

Die Therapie mit pflanzlichen und tierischen Enzymen hat in der komplementärmedizinischen Krebsbehandlung ihren festen Platz. Man unterscheidet Einzelenzyme (sogenannte Monoenzyme) wie z. B. Papain und Bromelain sowie Enzymgemische. Das können Kombinationspräparate von Bromelain bzw. Papain und Enzymen tierischen Ursprungs sein, wie Trypsin oder Chymotrypsin.

Enzyme haben folgende Wirkungen:

- Sie wirken entzündungshemmend, abschwellend und gerinnungshemmend.
- Sie beeinflussen das Immunsystem positiv.
- Sie wirken antitumoral, also gegen Krebs.
- Sie sind aktiv gegen Metastasen.
- Sie sind aktiv gegen Infektionen (Viren-, Bakterien- oder Pilzbefall).

Entsprechende Anwendungsbeobachtungen liegen nur für Enzymgemische vor. Tatsächlich wurden Immunsystem und Lebensqualität positiv beeinflusst. Insbesondere konnten die Nebenwirkungen der Chemo- und Strahlentherapien reduziert werden. Belegt wurden die positiven Wirkungen bei Patienten mit Brustkrebs. Darmkrebs und Plasmozytom (multiples Myelom). So wurden Schleimhautschäden mit dadurch bedingten Ernährungsproblemen, Übelkeit, Erbrechen, Durchfall, Gewichtsverlust und Hautreaktionen vermindert. Entsprechend der vorliegenden Ergebnisse sind Enzymgemische sinnvoll:

- während Chemo- bzw. Strahlentherapien,
- bei Entzündungen sowie akuten Schwellungszuständen, z. B. nach Operationen und Verletzungen,
- bei Gelenkbeschwerden, z. B. infolge von Schleimhautschäden unter/nach Chemo- und Hormontherapien.
- bei Eierstockkrebs.

Da die klinischen Therapien vor allem das Immunsystem langfristig schwächen und dadurch die Bildung von Metastasen fördern können, soll damit möglichst früh begonnen werden, am besten schon vor der Operation, dann während der ganzen Dauer einer Chemotherapie, um sie verträglicher und wirksamer zu machen.

Dosierung Bewährt hat sich während einer Chemo- oder Strahlentherapie die Einmalgabe von täglich ca. 4000 FIP-Einheiten (= enzymatische Aktivität). Jeweils eine

Stunde vor und nach der Einnahme des Enzympräparats sollte man nichts essen.

Nebenwirkungen   Es können Nebenwirkungen wie Blähungen, Durchfall, Bauchschmerzen und selten Übelkeit auftreten. Sind diese Wirkungen sehr stark, sollte man die Einnahme der Enzyme abbrechen.

Leider werden die Kosten von den gesetzlichen Krankenkassen nicht übernommen. Man muss deshalb – je nach empfohlener Dosierung – mit ca. 70 Cent bis 7 Euro pro Tag rechnen.

Professor Josef Beuth vom Institut zur wissenschaftlichen Evaluation Naturheilkundlicher Verfahren (ENV) empfiehlt Kombinationen aus Natriumselenit (Selen), pflanzlichen Enzymen sowie pflanzlichen Lektinen (Equizym® MCA), die insbesondere auch Haut und Schleimhäute schützen können.

Der Nutzen der Behandlung mit dem Selen-Enzym-Linsenlektin-Gemisch Equizym® MCA bei Brustkrebspatientinnen, die sich einer unterstützenden Chemo- und Strahlentherapie unterzogen, ist bewiesen. So erhöhte die Einnahme die Verträglichkeit dieser Therapien. Insbesondere wurden Nebenwirkungen, vor allem Übelkeit, Schleimhautentzündungen und arthrotische Gelenkbeschwerden reduziert. Nachteilige Wirkungen wurden offensichtlich keine beobachtet. Auch die Nebenwirkungen wie Schleimhauttrockenheit und Gelenkbeschwerden einer Hormontherapie bei Brustkrebspatientinnen konnten durch die Einnahme des Gemischs deutlich reduziert werden.

Hyperthermie – wenn es dem Tumor zu heiß wird

Unter Hyperthermie (HT) versteht man eine Überwärmung der Tumorzellen. Dadurch kommt es zu einem Sauerstoffmangel, zur Entwicklung eines sauren Zellmilieus sowie zu einer Nährstoffverarmung im Tumor. Infolgedessen wird sein Zellstoffwechsel gestört und es kann zu einem Absterben der Krebszellen kommen. Außerdem lassen sich mit der Hyperthermie die Behandlungsergebnisse von Chemo- und Strahlentherapien deutlich verbessern. Diese Ergänzung der klassischen Krebstherapie ist medizinisch sinnvoll und verspricht mehr Erfolg als eine Chemotherapie und/oder Bestrahlung ohne Hyperthermie.

Schon lange weiß man, dass Krebszellen besonders hitzeempfindlich sind. Am besten wirkt der Temperaturbereich von 41,5 °C bis 42 °C der sogenannten extremen Hyperthermie; dieser sollte 45 bis 60 Minuten angewendet werden. Um sie zu erreichen, werden Mikrowellen, Radiowellen, Ultraschallwellen oder Infrarotstrahlen eingesetzt. Bei Krebsarten, die schlecht mit Blut versorgt werden, können auch schon niedrigere Temperaturen wirken. Unter diesen Bedingungen werden die Zellhüllen der Krebszellen geschädigt und es kommt zu Veränderungen des Eiweißes. Es entstehen sogenannte Hitzeschockproteine. Diese ermöglichen es dem Immunsystem, die Krebszellen besser zu erkennen und zu bekämpfen. Auch auf Zytostatika oder Strahlen reagieren die Tumorzellen dann stärker. Durch eine Kombination der Therapien können sie verstärkt werden.

Zu der Behandlungsmethode liegen über 40.000 umfangreiche Untersuchungen vor. Insbesondere bei Ansprech- und Überlebensraten wurden deutliche Verbesserungen aufgezeigt. Dies konnte besonders deutlich bei Tumoren der Blase, des Gehirns, der Leber, der Lunge, der Speiseröhre, des Darms und der weiblichen Geschlechtsorgane gezeigt werden.

Formen der Hyperthermie

Aktive Hyperthermie   Hier erzeugt man Fieber durch die Gabe entsprechender Substanzen oder Mikroorganismenlösungen (z. B. Bakterien oder Viren). Ähnlich wie bei einem Infekt wird der Organismus angeregt, Wärme, also Fieber, zu erzeugen. Diese Form nennt man deshalb zuweilen auch „Fiebertherapie". Sie wird in Fachkreisen eher abgelehnt.

Passive Hyperthermie   Hier wird Wärme passiv von außen zugeführt, ohne dass der Körper sich selbst erhitzt. Inzwischen gibt es Geräte, mit denen die notwendigen Temperaturen auch in tiefen Regionen des Körpers erreicht werden können.

Je nach Art und Lage des Tumors können verschiedene Variationen der passiven Hyperthermie eingesetzt werden. Man unterscheidet Ganzkörper-Hyperthermie (GHT), regionale Tiefen-Hyperthermie (RHT), Perfusions-Hyperthermie (IPHT), Prostata-Hyperthermie (PHT) und Oberflächen-Hyperthermie (OHT). Bei der Metastasen-Verkochung (HITT, LITT) wird der Krebs durch Laser oder hochfrequente Ströme (HITT) verschmort. Dabei werden in der Metastase sogar Temperaturen zwischen 80 und 100 °C erreicht und damit die Krebszellen abgetötet.

Eine neue Form der Behandlung ist die **Magnet-Flüssigkeitshyperthermie,** bei der magnetische Nanopartikel direkt in den Tumor gespritzt werden. Dadurch kann das Krebsgeschwür mithilfe eines äußeren Magnetfeldes punktgenau „angesteuert" und erwärmt werden. Diese Therapie wendet seit 2011 die Charité in Berlin an. Damit hat man bisher sehr gute Erfahrungen bei der Behandlung von bösartigen Gehirntumoren oder -metastasen gemacht. Erste Erfolge damit erzielte das Bundeswehrkrankenhaus in Berlin.

Wirkungen einer Erwärmung über 40 °C
- Krebszellen sterben ab – zwar nicht alle, aber in Kombination mit Chemotherapie oder Bestrahlung ein großer Teil.
- Die Blutversorgung im Krebsgewebe verändert sich, was zu Gefäßverschlüssen und zum Absterben des Tumors führen kann.
- Krebszellen werden gegenüber einer Chemotherapie empfindlicher. Dadurch lässt sich die Wirksamkeit von Chemotherapien und Bestrahlungen in vielen Fällen verdoppeln, was eventuell eine Verringerung der Medikamentendosis ermöglicht.
- Das Immunsystem kann die hitzegeschädigten Zellen besser angreifen.

Diese Therapie kann die Behandlungserfolge bei der Bekämpfung von Metastasen oder Rezidiven bei Brustkrebs deutlich verbessern. Auch die Wirksamkeit einer Strahlentherapie bei Darmkrebs kann mit dieser Methode erhöht werden. Insbesondere bei der Therapie von Lebermetastasen kann sie in Kombination mit der Chemotherapie mit guten Erfolgen eingesetzt werden. Eine andere Anwendungsmöglichkeit sind Lungenmetastasen. Auch bei oberflächlichen Hautknoten oder örtlich begrenzten Metastasen – auch in Kombination mit einer Chemotherapie – sprechen Melanome gut auf die Hyperthermie an.

Bei Hirntumoren setzt man Hyperthermie ebenfalls erfolgreich ein, insbesondere die **regionale Tiefen-Hyperthermie.** Dafür wird der Tumor gezielt von außen auf ca. 42 °C erhitzt. Damit lassen sich erhebliche Rückbildungen erreichen, teilweise auch eine vollständige Heilung. Wiederholt man die Behandlung, so kann der Krankheitsverlauf für Monate und manchmal für Jahre gebremst oder gestoppt werden. Aber selbst wenn dies nicht möglich ist, kann man eine deutliche Minderung der Beschwerden erreichen.

Die regionale Tiefen-Hyperthermie wird auch bei Tumoren im Rachen- und Halsbereich, bei Blasenkrebs und sogar bei Krebs der Bauchspeicheldrüse eingesetzt, ebenso bei Knochenmetastasen.

Es gibt auch immer wieder Neuentwicklungen in diesem Bereich, so werden z. B. Zuckerlösungen verabreicht, um die Temperaturempfindlichkeit der Krebszellen zu erhöhen.

Die Ansprechrate auf diese Methode ist hoch. Mithilfe der extremen Form bei über 41 °C kann – in Kombination mit anderen Therapien – bei bis zu 60 Prozent der Patienten eine teilweise oder sogar vollständige Tumorrückbildung erreicht werden. Bei der regionalen Hyperthermie sind die Ergebnisse oft besser.

Nebenwirkungen Selbstverständlich stellt die Hyperthermie eine Belastung für den Körper dar, jedoch sind gravierende Nebenwirkungen bei sachgerechter Durchführung nicht zu erwarten. Aufgrund der Belastung von Herz und Kreislauf kann die Behandlung für ältere oder geschwächte Patienten allerdings zu groß sein.

Die Kosten müssen Kassenpatienten meist selbst übernehmen. Wird man in einer Klinik behandelt, die Versorgungsverträge mit der Kasse hat, sind die Gebühren meist mit im Abrechnungsbetrag enthalten. Erkundigen Sie sich auf alle Fälle vorher bei Ihrer Kasse, ob und inwiefern die Kosten übernommen werden.

Im Internet finden Sie unter www.hyperthermie.org ein Verzeichnis von Hyperthermiezentren. Auch die Gesellschaft für Biologische Krebsabwehr e. V. kann Ihnen bei der Suche nach einer geeigneten Klinik helfen und vor allem finden Sie dort Tipps, wie Sie eine Kostenübernahme durch die Krankenkasse erreichen können.

Organotherapie für das Immunsystem

Damit unser Immunsystem funktionieren kann, sind zwei Organe des Körpers von großer Bedeutung: die Thymusdrüse und die Milz. Seit 50 Jahren werden Präparate aus ihnen angewendet, um Abwehrschwächen zu beheben. Diese Behandlungsform bezeichnet man als Organotherapie.

> **Das sollten Sie wissen**
> In der Organotherapie wird mit tierischen Geweben gearbeitet und da in der Tierzucht flächendeckend (mit Ausnahme in der ökologischen Tierhaltung) Tiermehl verwendet wurde, kann nicht ausgeschlossen werden, dass mit dem Drüsengewebe die menschliche Form des Rinderwahnsinns übertragen wird. Die Wahrscheinlichkeit ist zwar gering, kann aber nicht gänzlich ausgeschlossen werden, obwohl sehr viel strengere Richtlinien als für Lebensmittel gelten.

Die Behandlung ist nicht verschreibungspflichtig und nur wenige Krankenkassen finanzieren sie. Hier sollten Sie am besten vorher nachfragen. Außerdem ist es nicht immer leicht, die Präparate für diese Therapie zu bekommen.

Substanzen aus der Thymusdrüse

Die Thymusdrüse ist sozusagen die Leitzentrale der Abwehrkräfte, sie prägt und steuert das Immunsystem im Körper. Im Knochenmark werden die weißen Blutkörperchen (Lymphozyten) gebildet, die – noch unreif – in die Thymusdrüse gelangen. Dort werden bestimmte Lymphozyten zu Killer-, Gedächtnis-, Helfer-, Suppressor- und anderen Abwehrzellen umgeformt.

Im Alter verkümmert die hinter dem Brustbein gelegene Thymusdrüse von ursprünglich faustgroß zur Größe einer Rosine. Die Drüse stellt ihre Funktion weitgehend ein und das Immunsystem wird schwächer. Dies ist auch ein Grund, warum ältere Menschen anfälliger für Infektionen und auch für Krebs werden. Man vermutet nun, dass Substanzen, die aus funktionsfähigen Thymusdrüsen von jungen Kälbern isoliert werden, dem geschwächten Abwehrsystem neue Impulse geben.

Weltweit über 10.000 Studien und Erfahrungsberichte zeigten, dass sich durch Thymusspritzen die Zahl der aktiven Abwehrzellen steigern lässt, die rückfallfreien Zeiten verlängert und die Lebensqualität durch eine Linderung der Beschwerden insgesamt verbessert wird. Die im Organismus kreisenden Abwehrzellen werden aktiviert und ein möglicherweise gestörtes Gleichgewicht zwischen den verschiedenen Abwehrzellen wird ausgeglichen. Auch die Verständigung der Abwehrzellen untereinander verbessert sich. Ist man bereits an Krebs erkrankt, sorgen die Thymusfaktoren dafür, dass das Immunsystem ständig auf hoher Leistungskraft gehalten und regeneriert wird. Die Nebenwirkungen einer Chemo- oder Strahlentherapie werden gemindert und Schädigungen des Blutbildes und der Immunzellen minimiert. Die Wirksamkeit anderer Behandlungen wird unterstützt und gefestigt.

Anwendung Mit der Thymustherapie beginnt man möglichst schon vor der Operation, um das Immunsystem leistungsfähig zu machen, denn die meisten Krebspatienten weisen ein Immundefizit auf. Der Patient erhält in der Regel zwei Injektionen pro Woche. Drei Tage vor und nach einer Chemotherapie sollten keine Extrakte gespritzt werden, da die Zellgifte, die dabei entstehen, die durch Thymusinjektionen neu gebildeten Lymphozyten gleich wieder zerstören können.

Auch ein Wechsel zwischen oder die gleichzeitige Gabe von Thymus- und Mistelspritzen (siehe Seite 94) kann vorteilhaft sein. Eine Thymustherapie wird in der Regel als Kur angewendet, das heißt einmal im Jahr drei Monate lang durchgehend. Der behandelnde Arzt kann aus besonderen Gründen davon abweichen.

Angewendet werden kann diese Behandlung bei allen Tumorarten, die auf ein Organ bezogen sind. Bei sogenannten systemischen Erkrankungen, die den gesamten Körper oder Blutkreislauf betreffen, wie Leukämien oder Lymphomen, sollte sie nicht zum Einsatz kommen. Melanome hingegen sprechen gut auf die Thymustherapie an. Auch bei Eierstockkrebs wird sie von der Gesellschaft für Biologische Krebsabwehr e. V. empfohlen.

Auf jeden Fall gilt die Anwendungsempfehlung während der ganzen Dauer einer Chemotherapie, um sie verträglicher und wirksamer zu machen.

Man bekommt Thymuspräparate als spritzfertige Ampullen oder als Thymusdragees aus Trockenextrakten, wobei die Injektionen wirksamer sind. Die Behandlungskosten für drei Monate belaufen sich auf mindestens 1000 Euro, für das über Österreich erhältliche Präparat auf 889 Euro.

Die Nebenwirkungen sind in der Regel gering und beschränken sich meist auf Rötungen, Juckreiz oder kleine Schwellungen an der Einstichstelle. Sehr selten sind allergische Reaktionen.

Kritische Stimmen Professor Josef Beuth vom Institut zur wissenschaftlichen Evaluation Naturheilkundlicher Verfahren (ENV) rät von der Behandlung mit Thymuspeptiden und Thymusfrischextrakten jedoch ab. Eine neue Untersuchung sämtlicher Anwendungen von Thymuspeptiden (www.med5-nbg.de/klinik/agbkt/25870.pdf; in Englisch) warnt davor, Versuche damit durchzuführen, ohne dass die genaue Zusammensetzung der Extrakte bekannt ist. Die wenigen Studien, die durchgeführt wurden, zeigen, dass gereinigte Thymusextrakte möglicherweise das Risiko von Infektionen reduzieren, die infolge einer Chemo- und/oder Strahlentherapie leider zu beobachten sind.

Peptide aus der Milz

In der Milz werden Blut und Lymphe (Flüssigkeit der Lymphgefäße) gefiltert, gereinigt und verbrauchte Blutzellen erneuert. Außerdem werden hier die Immunzellen in ihrer Funktion trainiert und fit gehalten. Im Unterschied zu den Thymusfaktoren, die vor allem eine Vermehrung und Aktivierung der T-Lymphozyten bewirken, tragen die Peptide (Eiweißstücke) aus der Milz oder Leber zu einer Stabilisierung des Immunsystems und des Stoffwechsels bei. Sie unterstützen die Abwehrzellen, die hier ständig bereit sind, um Krankheitserreger und bösartige Zellen wie Krebs aus dem Körper zu entfernen. Zu den Abwehrzellen zählen auch Antikörper, B-Lymphozyten, Fresszellen (Makrophagen) und natürliche Killerzellen (NK-Zellen). Sie werden sozusagen für die groben Dinge eingesetzt, während die T-Lymphozyten alles steuern und für die Feinarbeit zuständig sind.

Für die Therapie mit Milzpeptiden verwendet man kleine Eiweißstücke aus der Milz z. B. von Kälbern, zumeist jedoch von Schweinen. Wegen dieser tierischen Herkunft spricht man von sogenannten xenogenen Peptiden. Außer diesen werden auch Peptide oder ähnlich wirkende Zuckerverbindungen (Glykoside) aus der Leber, dem Bindegewebe oder der Plazenta genutzt. Folgende Vorteile bietet die Therapie:

- Verbesserung des Immunstatus, indem die Peptide die Aktivitäten von weißen Blutkörperchen aller Art, besonders von Helferzellen anregen und so das Krebswachstum hemmen.
- Freisetzung von immunologischen Botenstoffen, den sogenannten Zytokinen.
- Peptide helfen dem Organismus, mit Zellgiften und anderen Belastungen besser fertigzuwerden und Chemo- und Strahlentherapie besser zu vertragen. Dadurch werden tumorbedingte Schmerzen gelindert und die Metastasenbildung gehemmt.

Man beobachtete, dass die Behandlung mit Peptiden den Immunstatus und das Wohlbefinden verbessern. Auch der Appetit nimmt zu, die Stimmung hellt sich auf und die Erholung wird beschleunigt. Die Patienten, die sich einer Chemotherapie unterziehen, klagen weniger über Übelkeit und Erbrechen. Auch Beschwerden wie Erschöpfung, Müdigkeit oder Abgeschlagenheit lassen sich reduzieren.

Anwendung Man erhält in der Regel zweimal wöchentlich über einen längeren Zeitraum eine Injektion. Die Behandlung sollte möglichst sofort nach der Diagnosestellung erfolgen, dies umso mehr, als man bei dieser Organotherapie kaum Nebenwirkungen und Allergien kennt. Das Präparat ist auch mit allen anderen notwendigen Medikamenten, einschließlich der Zytostatika, kombinierbar. Während der Phase der Chemotherapie sollte man – wie auch bei Thymuspräparaten – keine Peptide injizieren lassen.

Mit Tumorimpfung gegen Metastasen

Um die Bildung von Metastasen zu verhindern oder zu bekämpfen, wird die Tumorimpfung verwendet. Mit der sogenannten Aktiv-Spezifischen-Immuntherapie (ASI) werden dendritische Zellen, die Bestandteil des Immunsystems sind, mit Krebszellen des Patienten beladen und diesem zurückgespritzt. Die so präparierten Zellen zeigen dem Immunsystem quasi, wie diejenigen Zellbestandteile aus dem Krebsgeschwulst aussehen, die bekämpft bzw. ausgeschaltet werden müssen. Dadurch kann das Immunsystem die schädlichen Krebszellen besser erkennen und vernichten. Erste Studien waren erfolgreich: Die Tumore bildeten sich völlig zurück, selbst bei Patienten, bei denen andere Behandlungen wirkungslos blieben.

Diese Impfung lässt sich z. B. bei Brustkrebs einsetzen, um das Auftreten von Metastasen zu verhindern oder um vorhandene Absiedlungen zu bekämpfen.

Über die Methode sollten Sie sich bereits vor einer Operation informieren, denn zur Herstellung des Impfstoffs benötigt man Krebsgewebe. Eingesetzt wird die Methode vor allem zur Vorbeugung eines erneut auftretenden Tumors (Rezidivprophylaxe).

Für die Tumorimpfung benötigt man eine bestimmte Form gesunder Stammzellen, eben die dendritischen Zellen. Man kann sie immer aus dem Blut gewinnen und im Labor vermehren. Dafür nutzt man auch Interferon – den körpereigenen Abwehrverstärker – zur zusätzlichen Aktivierung.

ersetzt werden. Es gibt auch spezielle Darmbakterien-Präparte, die ein Arzt verschreiben und die man in der Apotheke kaufen kann.

In schweren Fällen werden sogar Impfungen mit sogenannten Autovakzinen gemacht. Dafür stellt man einen Impfstoff aus den Darmkeimen des Patienten her. Nebenwirkungen sind hier kaum nennenswert, jedoch ist Geduld erforderlich, da die Behandlung oft drei bis sechs Monate dauert.

Darmregulation – für eine gesunde Darmflora

Die Krebstherapie führt häufig zu schweren Schäden am Darm. Chemotherapeutika, Antibiotika, Kortisone oder Strahlen können die lebenswichtige Darmflora ganz oder teilweise zerstören. Dadurch werden auch das Immunsystem und der Heilungsprozess beeinträchtigt. Zu erkennen ist eine gestörte Darmflora an häufigen Blähungen, Aufstoßen, ständigen Darmwinden, Darmkrämpfen oder Koliken sowie schmierigem, übel riechendem Stuhl.

In diesem Falle sollte ein Arzt eine Regulation der Darmflora, die Mikrobiologische Therapie (auch Symbioselenkung oder Darmsanierung genannt) durchführen. Krankheitserregende Keime im Darm sollten dabei durch gesundheitsfördernde

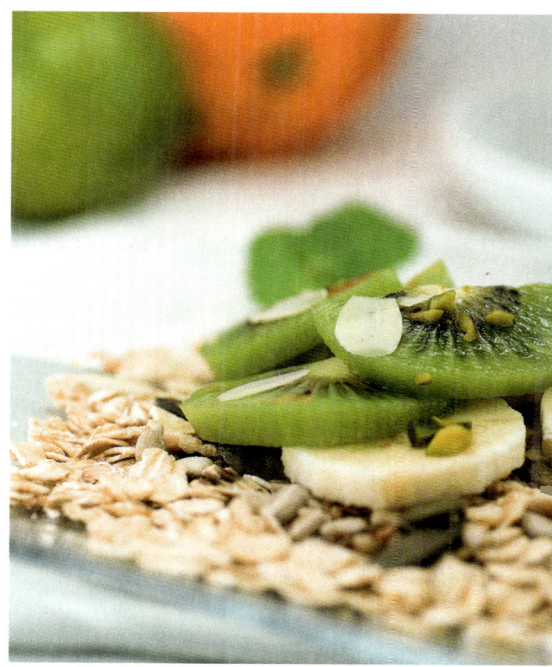

Wichtig ist eine Ernährungsumstellung auf ballaststoffreiche Kost.

Sie können selbst viel tun, um die Darmflora, das heißt die positive Besiedlung mit hilfreichen Bakterien und anderen Mikroorganismen, zu unterstützen:

- Umstellung der Ernährung auf eine ballaststoffreiche Kost wie auf Seite 46–51 beschrieben. Sie sollte möglichst wenig Zucker, tierische Eiweiße (z. B. Fleisch) und tierische Fette enthalten.
- Nach Absprache mit dem Arzt können Milchzucker, Vitamine oder andere Nahrungsergänzungen helfen, die Verdauung und den Stoffwechsel zu normalisieren.
- Zufuhr von nützlichen Darmkeimen, also Probiotika. Die Präparate, die Sie in der Apotheke erhalten, enthalten die nützlichen Bakterien in vermehrungsfähiger Form.

Wichtig ist, dass Sie sich vollwertig ernähren, mit pflanzenreicher Kost und milchsauren Lebensmitteln wie Joghurt, Kefir, Sauerkraut und milchsauren Gemüsesäften. Auch vergorenes Getreide, der sogenannte Brottrunk, den man im Reformhaus und auch in manchen Apotheken erhält, fördert und erhält eine gesunde Darmflora.

Natürliche Hilfen gegen Nebenwirkungen

Leider sind die konventionellen Krebsbehandlungen, insbesondere die Chemo- und Strahlentherapie sowie Antihormonpräparate oft mit heftigsten Nebenwirkungen verbunden. Aber auch hierfür gibt es Hilfen aus der Natur. Welche das bei den einzelnen Nebenwirkungen sind, können Sie auf den folgenden Seiten nachschlagen.

Wechseljahresbeschwerden

Aufgrund der Behandlung mit Antihormonen kann es zu klimakterischen Beschwerden kommen.

Natürliche Therapien Linderung kann **Salbei** bringen. Bei leichten Hitzewallungen oder Schweißausbrüchen helfen 3 Gramm fein geschnittener Salbei als Teeaufguss oder als Präparat.

Bei heftigen klimakterischen Beschwerden, auch verbunden mit depressiven Verstimmungen oder Gereiztheit, können **Phytohormone** (pflanzliche Hormone) helfen. Sie haben eine 1000-fach geringere Hormonwirkung als Östrogene und wirken als sogenannte selektive Östrogen-Rezeptor-Modulatoren (SERM). Das bedeutet, dass sie ihre Hormonwirkung nur an bestimmten Organsystemen entfalten. Am

Brustdrüsengewebe hingegen wirken sie als milde Hormonblockierer, ohne – wie körpereigene Östrogene – das Krebswachstum zu fördern.

Nach einer Brustkrebserkrankung sollte man tunlichst keine künstlichen Hormone einnehmen. Bei starken Wechseljahresbeschwerden sind homöopathische oder pflanzliche Mittel (z. B. aus dem Wurzelstock der Traubensilberkerze) eher zu empfehlen.

Eine bekannte Pflanze, die eine Vorstufe des weiblichen Geschlechtshormons Progesteron enthält, ist **Mexican Yam**, die mexikanische wilde Yamswurzel. Ihr pflanzliches Hormon Diosgenin kann vom Körper in das natürliche Hormon umgewandelt werden.

Die Yamswurzel wirkt darüber hinaus krampflösend bei Koliken, entzündungshemmend, lindernd bei rheumatischen Schmerzzuständen, schweiß-, harn- sowie galletreibend und ist mit leberschützenden Substanzen ausgestattet. Aufsehen erregte die wilde Yamswurzel wegen ihrer stark knochenverdichtenden Wirkung. Da Mexican Yam als Verjüngungspflanze gilt, ist die Wurzel auch bei uns erhältlich – in manchen Apotheken und im Internet, dort auch als Creme.

Anwendung
Für einen Tee einen Teelöffel getrocknete Yamswurzel pro Tasse aufkochen, zehn Minuten köcheln lassen und absieben.

Thrombose

Natürliche Therapien Die folgenden **Heilkräuter** helfen, die Venen zu stärken, Reizungen und Entzündungen zu reduzieren und Blutgerinnseln vorzubeugen. Damit erreicht man eine behutsame Blutverdünnung und wirkt Entzündungen entgegen.

- Wiesenklee (Trifolium pratense)
- Brennnessel (Urtica dioica, Urtica urens)
- Schachtelhalm (Equisetum arvense)

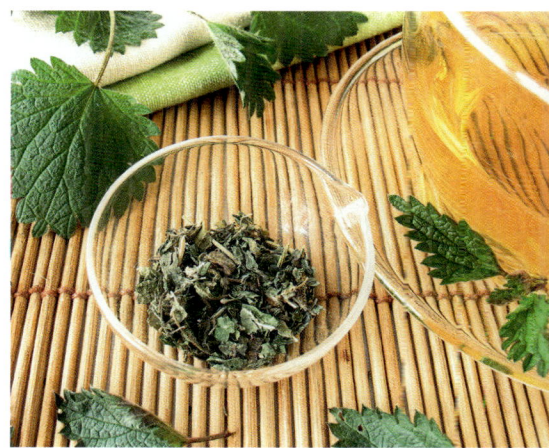

Ein Tee aus Brennnesseln beugt der Entstehung von Thrombosen vor.

Anwendung
Die Teemischung mit ¼ Liter kochendem
Wasser übergießen und 15 Minuten ziehen
lassen. Zwei bis drei Tassen täglich trinken.

Aber nicht nur Heilkräuter helfen, auch
jegliche durchblutungsfördernde **Bewegung** beugt den Beschwerden vor und
stärkt zugleich das Immunsystem.

Hand-Fuß-Syndrom

Als unerwünschte Nebenwirkung von
Chemo- oder Antikörpertherapien kann
das sogenannte Hand-Fuß-Syndrom auftreten. Darunter versteht man Schmerzen
an den Handinnenflächen und Fußsohlen.
Sie sind z. B. als Rötungen, Schwellungen,
Schuppungen, Einrisse, Entzündungen
oder Missempfindungen zu erkennen. In
schweren Fällen können die Beschwerden
zu einer vollkommenen Behinderung von
Alltagstätigkeiten führen.

Natürliche Therapien Dem Syndrom
können Sie **vorbeugen**, indem Sie die
Handinnenflächen und Fußsohlen mit
Hanföl eincremen. Baumwollhandschuhe
und gepolsterte Schuhe schützen vor mög-
lichen Verletzungen. Außerdem sollten Sie
Belastungen der Handflächen, z. B. Krat-
zen oder das Benutzen von Werkzeugen
mit den Händen, so weit möglich vermeiden. Laufen Sie so wenig wie möglich.

Kalte Hand- und Fußbäder oder Bäder
in abgekochtem **Leinsamen** sollen helfen.
Die ausgekochten Eiweißsubstanzen aus
dem Leinsamen bilden eine Schutzschicht
auf Händen und Füßen und beschleunigen
den Heilungsprozess.

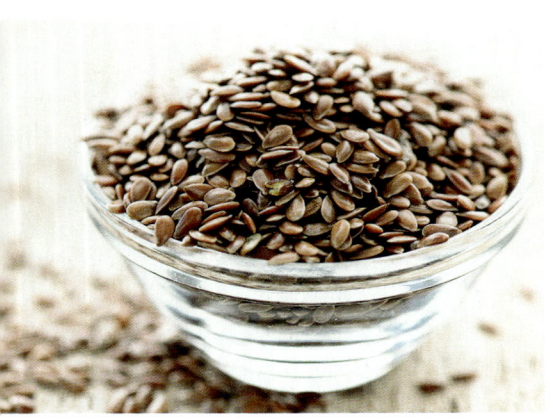

Leinsamen hilft gegen das Hand-Fuß-Syndrom.

Anwendung
5 bis 7 Esslöffel geschrotete Leinsamen ca.
fünf Minuten in Wasser aufkochen,
abkühlen lassen und Hände bzw. Füße in
der angenehm temperierten Flüssigkeit
baden.

Missempfindungen und Sensibilitätsstörungen

Hier werden Berührungs-, Schmerz- oder
Temperaturreize als unangenehm empfun-

den. Auch dies kann als Nebenwirkung von Krebstherapien oder -medikamenten auftreten, da Chemotherapeutika auch eine Schädigung der Nerven hervorrufen können. Dies gilt sogar für Vincristin, das Heilmittel aus dem Regenwald, das durchaus zu Magen-Darm-Störungen und Missempfindungen (Parästhesien) an Händen, Füßen, Armen und Beinen führen kann.

Natürliche Therapien Hier kann **Vitamin E** helfen, das begleitend zur Chemotherapie verabreicht wird. Auch der natürlich vorkommende Eiweißbaustein **Acetyl-L-Carnitin** kann die Rate der durch platin- sowie taxanhaltige Chemotherapeutika hervorgerufenen Missempfindungen reduzieren (1000 Milligramm pro Tag, verabreicht als intravenöse Infusion). **Natriumselenit, Vitamin-B-Komplexe** oder **Liponsäure** können die Missempfindungen nach Chemotherapien ebenfalls lindern.

Sensibilitätsstörungen infolge von Chemotherapie können möglicherweise durch entzündungslindernde **Omega-3-Fettsäuren** (Fischölkapseln oder Leinöl) und die Mineralstoffe **Kalzium und Magnesium** verbessert werden.

Schleimhautentzündung
Eine Entzündung der Schleimhäute (Mucositis) ist die häufigste Nebenwirkung von Krebstherapien und mindert die Lebensqualität erheblich. Die Ursache ist, dass Chemo- und Strahlentherapien insbesondere Gewebe angreifen, deren Zellen sich schnell teilen, u. a. Krebsgewebe, Haarwurzeln (deshalb Haarausfall), blutbildende Gewebe und insbesondere auch Schleimhäute, hier wiederum am häufigsten im Mund-Rachenraum. Das kann von Rötung, Schwellung und Blutung bis hin zu sehr schmerzhaften Geschwüren reichen. Daraus können dann auch schwerwiegende Folgeerscheinungen entstehen wie z. B. Gewichtsverlust durch reduzierte Nahrungsaufnahme sowie Durchfall oder Erbrechen bis hin zu Herz-Kreislauf-Symptomen durch verminderte Flüssigkeitsaufnahme.

Natürliche Therapien Wichtig sind hier die regelmäßige **Mund- und Zahnpflege** (eine weiche Zahnbürste vermeidet Verletzungen!) sowie Mundspülungen mit Kamillen- bzw. Salbeitee oder -wasser. Die Heilkräuter wirken entzündungshemmend und desinfizierend.

Schmerzt die Nahrungsaufnahme, verzichten Sie besser auf säurehaltige, scharfe Nahrungsmittel sowie auf Genussmittel wie Nikotin und Alkohol.

Hilfreich kann es auch sein, gefrorene Ananasstücke oder Eiswürfel zu lutschen. Der Kältereiz nimmt die Schmerzen und die Enzyme der Frucht werden örtlich wirksam und leiten bzw. beschleunigen den Heilungsprozess.

Anwendung

Eine reife **Ananas** in mundgerechte Stücke schneiden und einfrieren. Täglich mehrmals ein gefrorenes Ananasstück oder ein mundgerechtes Stück Eis langsam im Mund zergehen lassen.

Trockene Schleimhäute

Trockene Haut bzw. Schleimhäute entstehen insbesondere im Rahmen der Behandlung von hormonabhängigen Krebsarten wie z. B. Brustkrebs mit sogenannten Antihormontherapien. Hier sind in erster Linie die Schleimhäute im Mund-Rachenraum bzw. im Magen-Darm-Trakt, im Scheidenbereich sowie an Augen und Gelenken betroffen. Sie werden infolge der Trockenheit dünner und damit verletzungsanfälliger, sie jucken, brennen und schmerzen (z. B. auch beim Schlucken und beim Geschlechtsverkehr).

Natürliche Therapien Bewährt hat sich eine Mischung aus **Selen** und pflanzlichen Enzymen (**Linsenlektine**). Man fand heraus, dass die Enzyme die Zellen der Gelenkschleimhaut dazu anregen, körpereigene Eiweiße freizusetzen, die einen Schutzfilm bilden. Eine Studie zeigte, dass Schleimhauttrockenheit und Gelenkbeschwerden unter Antihormontherapie damit bei Brustkrebspatientinnen deutlich reduziert wurden.

Auch phytoöstrogenhaltige Extrakte aus **Rotklee**, **Traubensilberkerze** oder **Soja** können Frauen mit trockenen Schleimhäuten helfen, wenn sie an einem hormonrezeptor-negativen Krebs leiden bzw. deswegen erfolgreich behandelt wurden. Vorsichtshalber sollte die Einnahme aber immer individuell dosiert und mit dem Frauenarzt abgesprochen werden.

Für eine trockene Scheidenschleimhaut erhalten Sie entsprechende Präparate in der Apotheke. Bestehen Sie aber darauf, dass das Mittel hormonfrei ist.

Trockene Augen kann man natürlich befeuchten mit HYLO-COMOD® und HYLO-CARE® Augentropfen. Diese enthalten natürliche **Hyaluronsäure**, die den Feuchtigkeitsfilm für längere Zeit hält.

Eine trockene Mundschleimhaut kann man mit einem Spray befeuchten, das der Arzt verschreiben kann. Es baut einen Feuchtigkeitsfilm auf und hält ihn aufrecht.

Übelkeit und Erbrechen

Leider ist Übelkeit ein häufiges Begleitsymptom von Krebsbehandlungen. Hier wird das Brechzentrum im Gehirn aktiviert und bei Überschreiten einer bestimmten Übelkeitsschwelle muss man sich übergeben.

Auch wenn Sie natürliche Mittel anwenden, sollten Sie unbedingt Ihren Arzt in die Behandlung mit einbeziehen, insbesondere, wenn es sich um hormonbeeinflusste Krebsarten wie Brust- oder Eierstockkrebs handelt. Dies insbesondere, da auch pflanzliche Hormone (Phytoöstrogene) sogenannte hormonrezeptor-positive Krebszellen zum Wachstum anregen können.

Natürliche Therapien Wichtig ist hier, auf eine ausreichende **Flüssigkeitszufuhr** (z. B. Mineralwasser, Tee, versetzt mit Salz und Zucker, Gemüsebrühe) zu achten und die Ernährung bei Problemen sofort mit einer Ernährungsberaterin zu besprechen; die Beratung kann der Arzt verordnen.

Ingwertee bzw. Ingwerwasser lindert Übelkeit und Erbrechen deutlich. Man erhält die Wurzel z. B. in Obstgeschäften, Bio- oder Naturkostläden. Mit Zitrone schmeckt das Getränk sehr erfrischend. Vorsichtig sein müssen Sie nur, wenn die Schleimhäute durch die Krebsbehandlung angegriffen sind. Ingwer reizt diese möglicherweise.

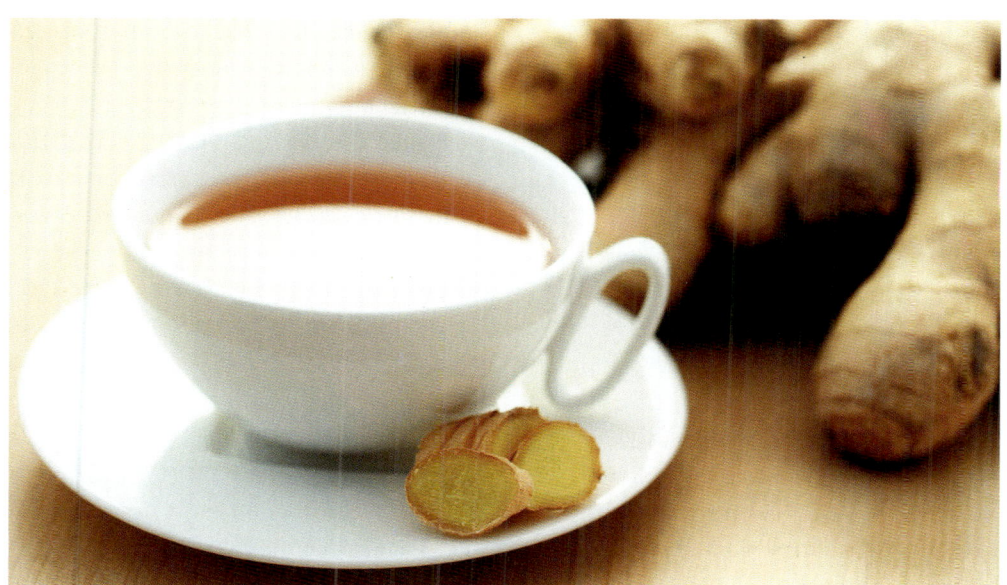

Ingwertee kann Übelkeit und Erbrechen lindern.

Anwendung

Eine frische Ingwerwurzel in 5 bis 7 dünne Scheiben schneiden oder raspeln. Diese mit etwa 150 Milliliter kochendem Wasser überbrühen und ca. fünf bis zehn Minuten ziehen lassen. Anschließend den Ingwer entnehmen und das Ingwerwasser trinken. Wenn es Ihnen so nicht schmeckt, können Sie den Saft einer halben Zitrone oder Orangensaft hinzugeben.

Auch **Pfefferminztee** beruhigt die Nerven der Magenwand und mindert Erbrechen durch das enthaltene ätherische Öl Menthol. Achten Sie darauf, dass der Wirkstoffgehalt stimmt (am besten nehmen Sie Arzneitee). Die entsprechenden Produkte erhalten Sie im Reformhaus oder in Apotheken.

Anwendung

Einen Esslöffel Pfefferminzblätter mit ca. 150 Milliliter kochend heißem Wasser überbrühen und ca. zehn Minuten ziehen lassen.

Verbrennungen der Haut und Schleimhaut

Auch Verbrennungen der Haut (Strahlendermatitis) können eine Nebenwirkung von Strahlentherapien sein, je nach Strahlenart und -dosis sowie Größe des Bestrahlungsfeldes. Die Ursache dafür ist die abtötende Wirkung von ionisierenden Strahlen auf schnell wachsende Zellen; das sind unter anderem Krebszellen, aber auch Haut- und Schleimhautzellen.

Die Symptome können einem leichten Sonnenbrand ähnlich sein (Rötung) und bis hin zu stärkerer Rötung, Schwellung (Ödembildung), Blasenbildung und nässender Haut sowie Geschwüren bzw. Gewebeuntergang reichen (mit Haarausfall und Funktionsverlust von Schweiß- und Talgdrüsen). Auch die Hautfarbe des bestrahlten Gebietes kann sich ändern oder die Haut kann dünner und empfindlicher werden. Erfreulicherweise sind schwere Nebenwirkungen einer Strahlentherapie heutzutage jedoch sehr selten geworden.

Je nach Grad und Lage der Verbrennung verwendet man Gele oder Lotionen. Nach Beendigung der Strahlentherapie können entzündungshemmende Salben und Wundkompressen helfen. Wundverbände schützen die geschädigten Hautbereiche und sorgen für ein vorteilhaftes feuchtes Milieu.

Natürliche Therapien   Neben einer guten Hautpflege helfen Gele oder Cremes mit **Arnika.** Sie kühlen, lindern Schmerzen und regen die Neubildung von Hautzellen an. Wundsalben mit **Calendula** officinalis (Ringelblume) wirken entzündungshemmend und unterstützen die Neubildung von Hautzellen.

Belastungen der Leber

Das Entgiftungsorgan Leber wird durch eine Chemotherapie, Medikamente und durch gesundheitsschädliche Abbauprodukte von Tumorzellen stark belastet. Daher ist ein vorbeugender Leberschutz mit Mitteln anzuraten, die der Leber bei der Entgiftung von Schadstoffen helfen. Außerdem sollen sie zu ihrer Regeneration und vollen Funktionsfähigkeit beitragen.

Natürliche Therapien Nimmt man das Präparat Tamoxifen länger ein, so helfen folgende **Heilkräutertinkturen**, die Leber zu schützen und zu stärken: Löwenzahn, Große Klette, Schafgarbenwurzeln und Mariendisteln.

Die Gesellschaft zur biologischen Krebsabwehr (GfbK) empfiehlt zur Förderung der Entgiftungsfunktion der Leber Präparate aus der **Mariendistel** bzw. Mittel mit dem Wirkstoff Ornithinaspartat. Diese sind begleitend zur Chemotherapie und auch danach hilfreich.

Außerdem lässt sich die Leber mit folgender **Frischpflanzentropfen-Mischung** stärken aus

- 20 ml Mariendisteltinktur zur Stärkung der Leberfunktion
- 15 ml Löwenzahntinktur zur Stoffwechselanregung allgemein
- 15 ml Chelidoniumtinktur zur Unterstützung der Gallenbildung und
- 15 ml Fencheltinktur zur Minderung von Blähungen

> **Anwendung**
> Von dieser Mischung dreimal täglich 15 bis 25 Tropfen in wenig Wasser verdünnt vor dem Essen in den Mund nehmen, dort kurz behalten und dann schlucken.

Augenprobleme

Natürliche Therapien In der Traditionellen Chinesischen Medizin besteht ein Zusammenhang zwischen Augen und Leber. Deshalb helfen die **Heilkräuter**, die Sie im vorherigen Abschnitt über die Leber finden, auch für die Augen. Gestärkt werden sie zusätzlich durch **betacarotinhaltige Lebensmittel** (siehe Seite 29) und **Fenchelsamen**.

Einschlafstörungen

Krebspatienten leiden gern an Einschlafstörungen, die oft mit Unruhe und Angstzuständen verbunden sind.

Natürliche Therapien Hier können Sie versuchsweise Präparate aus der **Baldrianwurzel** testen. Diese gibt es als Einzelsubstanzpräparate oder auch als Kombination mit Hopfen, Melissenblättern oder Passionsblumenkraut. Beachten müssen Sie dabei den verzögerten Wirkungseintritt nach zwei bis vier Wochen und eine ausreichend hohe Dosierung. Beim Baldrian-Trockenextrakt benötigen Sie etwa 500 bis 600 Milligramm pro Tag.

Schmerzen in Narben, Nerven und in der Schulter

Oft treten nach einer Krebsoperation Beschwerden im Bereich der Narbe mit schmerzhaften Einschränkungen der Bewegung im Schultergelenk und Nervenschmerzen auf.

Natürliche Therapien Eine natürliche Methode, die eine deutliche Besserung bringt, ist das sanfte Einreiben mit **Johanniskrautöl.** Dadurch bekommt das Narbengewebe eine weichere Konsistenz und wird dehnbarer. Spezielle **gymnastische Übungen** helfen zusätzlich.

Bei Nervenschmerzen in der Narbe oder im Operationsbereich helfen auch **Lavendel- oder Kampferöl.**

Lymphödeme

Lymphödeme können nach Brustkrebsoperationen entstehen. Eine Bestrahlung des Achselbereichs erhöht das Risiko. Dann schwillt der Arm ganz oder teilweise

an, die Haut spannt. Deutlicher erkennt man das, wenn sich Dellen nicht sofort zurückbilden, wenn man in die Haut drückt.

Natürliche Therapien Natürlich behandelt man hier am besten durch entstauende **Bewegungstherapie**, Kompressionsbehandlung und **Lymphdrainage**, einem sanften Ausstreichen der Lymphbahnen. Dies sollte man jedoch Fachkräften überlassen. Unterstützend soll die Einnahme von täglich 200 Mikrogramm **Selen** wirken.

Leichte Depressionen und Ängste

Natürliche Therapien Zur Behandlung von leichten Depressionen eignen sich Präparate aus **Johanniskraut.** Wie bei fast allen sanften Naturheilmitteln tritt die Wirkung langsam ein, meist nach zwei bis drei Wochen. Auch die Dosis muss stimmen: etwa 300 bis 900 Milligramm Johanniskraut-Extrakt pro Tag. Der behandelnde Arzt sollte über die Einnahme informiert werden, da Wechselwirkungen mit Krebsmedikamenten (z. B. Tamoxifen) möglich sind.

Natürliche Hilfen gegen die Müdigkeit

Etwa die Hälfte aller Krebspatienten leidet während oder nach ihrer Erkrankung an quälender Müdigkeit oder Erschöpfung; der Fachausdruck hierfür lautet Fatigue. Leider kann man dieser Müdigkeit nicht durch ausreichenden Schlaf oder Ruhezeiten begegnen.

Auch Depressionen können durch diese ewigen Ermüdungserscheinungen begünstigt werden. Schon nach kleinen Anstrengungen, wie Duschen, Treppensteigen oder beim Essen, fühlen sich Betroffene nachhaltig erschöpft. Auch die Konzentration kann nachlassen und zum Lesen oder Telefonieren bis hin zum Zähneputzen kann die Kraft fehlen.

Sehr wichtig ist es, die Ursache dieser Müdigkeit vom Arzt abklären zu lassen. Folgende Ursachen kommen z. B. infrage:

- Nebenwirkungen von Medikamenten
- Störungen im Wasser-Salz-Haushalt des Körpers und ein beschleunigter Abbau von Körpereiweiß und Energiereserven
- eine Schilddrüsenunterfunktion oder Störungen im Zuckerhaushalt bzw. im Stoffwechsel allgemein
- Mangelernährung und Gewichtsverlust
- Blutarmut oder ein Eisenmangel mit dadurch entstehendem Sauerstoffmangel
- ein Mangel an Folsäure oder Vitamin B_{12}

Durch richtiges Essen Mangelerscheinungen beheben

Eisenmangel Einem Eisenmangel kann man durch eine entsprechende Ernährung begegnen. Krebspatienten sollten eisenreiche pflanzliche Lebensmittel oder Pilze bevorzugen. Das sind z. B. Bierhefe, getrocknete Pfifferlinge, grüner Tee, Weizenkleie, Kakao, Kürbiskerne, Hirse, Sesam, Quinoa und Amaranth. Die letzten beiden erhalten Sie in Naturkostfachgeschäften, Reformhäusern und manchmal auch im Super- bzw. Drogeriemarkt.

Pflanzliches Eisen wird schlechter aufgenommen als tierisches. Sie können die Aufnahme jedoch erhöhen, wenn Sie Vitamin-C-reiche Lebensmittel dazu essen (siehe Seite 55). Auch Rote-Bete-Saft oder roter Traubensaft sollen die Blutbildung fördern.

Vitamin-B-Mangel Viel Vitamin B_{12} ist enthalten in verschiedenen Fischen wie Hering, Bückling oder Makrele. Aber auch Camembert, Emmentaler oder Tilsiter enthalten erwähnenswerte Mengen. Eine Liste folsäurereicher Lebensmittel finden Sie im Kapitel über Vitamine.

Um mehr Sauerstoff ins Gewebe zu bekommen, helfen Spaziergänge an frischer

Luft, Atemgymnastik sowie sportliche oder gymnastische Übungen. Auch die Sauerstofftherapie (siehe Seite 96), z. B. als Inhalation, bringt schnelle Erfolge.

Außerdem kann Folgendes helfen:

- Stärkung des Immunsystems durch z. B. Mistel- oder Organotherapie (siehe Seite 94).
- Kontrolle und möglicherweise Beseitigung von nachgewiesenen Nährstoffdefiziten durch Gabe von Vitaminen (A, C, E, B_{12}, Folsäure) und Spurenelementen (Selen).

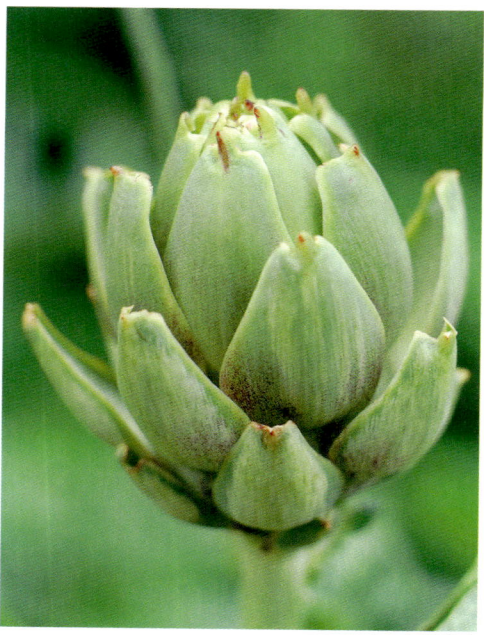

Frischpflanzensaft aus Artischocken wirkt appetitanregend.

- Unterstützung der Entgiftungsorgane (Darm, Leber und Niere) durch pflanzliche bzw. homöopathische Präparate – möglicherweise eine Darmregulation (siehe Seite 109).
- Essen Sie viel Obst und Gemüse, dafür wenig Fleisch und Süßigkeiten.
- Anregung des Appetits z. B. durch Artischockenfrischpflanzensäfte oder Pepsinwein (erhältlich in Reformhäusern).
- Spezielle Nahrungsergänzung mit Omega-3-Fettsäuren (sie hemmen den Fettabbau), L-Carnitin, Aminosäurekombinationen oder Sojaextrakten nach Absprache mit dem Arzt.
- Regelmäßige Kneippgüsse oder Bürstenmassagen zur Kreislaufanregung.
- Bewegung hilft (fast) immer, auch damit die Muskulatur nicht zu stark abbaut.
- Optimale Einteilung der Kräfte mit regelmäßigen kleinen Pausen; möglicherweise den Tagesablauf umorganisieren.
- Soweit irgend möglich, Unterstützung bei Angehörigen, Freunden oder sozialen Diensten holen.
- Führen Sie ein Leistungstagebuch: Notieren Sie, wann Sie besonders müde und wann besonders leistungsfähig sind. Das gibt Ihnen die Möglichkeit, Ihren Tagesablauf entsprechend zu planen und zu erkennen, was Sie besonders müde macht.

Ginseng stärkt und macht fit

Wurzelextrakte aus dem asiatischen und amerikanischen Ginseng (Panax ginseng C. A. Meyer and Panax quinquefolius L.) werden traditionell als Stärkungsmittel gegen Fatigue und Schwäche eingesetzt sowie gegen reduzierte Leistungsfähigkeit und Konzentrationsprobleme. Tatsächlich zeigten Studien, dass diese Pflanzen gegen die bleierne Müdigkeit helfen; weitere Untersuchungen laufen. Man vermutet, dass die sogenannten Ginsenoside diese positiven Wirkungen hervorrufen. Man findet sie in verschiedenen Ginsengarten und auch in dem chinesischen Heilkraut Jiaogulan (erhältlich in Apotheken).

In einigen Ländern werden Präparate aus dem asiatischen und amerikanischen Ginseng als Medikamente verkauft. Sie gelten als Einzelsubstrat – ohne Beimengung von anderen Kräutern und ohne Überschreitung der empfohlenen Mengen – als sicher und werden in der Regel gut vertragen.

Anwendung

Bei uns empfiehlt man eine tägliche Dosis von 1 bis 2 Gramm getrocknete Wurzel mit einem Mindestgehalt von 1,5 Prozent Ginsenosiden (1,5 Gramm Ginsenoside sollten in 100 Gramm getrockneter Wurzel enthalten sein – diese Qualität ist in Apotheken erhältlich). Das entspricht 15 bis 30 Milligramm Ginsenosiden pro Tag, wenn man das Präparat ein- bis zweimal pro Tag in viel Flüssigkeit einnimmt. Die Kosten belaufen sich auf ungefähr 1 bis 3 Euro pro Tag.

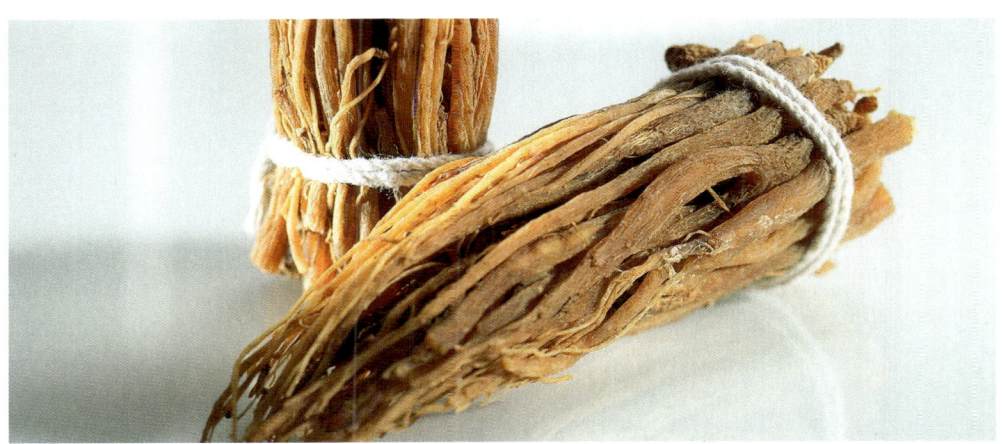

Die aus der getrockneten Ginsengwurzel gewonnenen Extrakte stärken die Leistungsfähigkeit.

Was Ihnen sonst noch hilft

Die Psyche stabilisieren

Die Psyche spielt insbesondere vor, während und nach der Behandlung von Krebs eine große Rolle. „Angst fressen Seele auf" hieß einmal ein Spielfilm. Das gilt auch hier. Angst verschlimmert die Situation noch. Hier sind Gespräche in Therapie- oder Selbsthilfegruppen oder auch Meditationen verschiedener Art, Atemgymnastik oder Entspannungstechniken geeignet. Bei den Visualisierungen nach Dr. Simonton richtet der Patient den Blick nach innen und schickt seine Abwehrzellen in Gedanken aus, um den Tumor zu bekämpfen.

Was der Seele helfen kann
- Meditation
- Selbsthilfegruppen
- Therapiegruppen
- Atemgymnastik
- Entspannungstechniken
- Visualisierung (Simonton-Methode)

Es ist sinnvoll, bereits bei der Diagnosestellung zu beginnen, etwas für das seelische Gleichgewicht zu tun, und auch nach der Behandlung sollte man es fortführen. Viele Krebspatienten und auch ihre Angehörigen profitieren von unterstützenden Maß-nahmen, wie sie von psychosozialen Krebsberatungsstellen, vom psychoonkologischen Dienst im Krankenhaus oder von niedergelassenen Psychoonkologen angeboten werden. Unter www.krebsinformation.de können Sie anerkannte Psychoonkologen in ihrer Umgebung suchen.

Eine heilende Wirkung ist von solchen Maßnahmen allerdings leider nicht zu erwarten. „Auch konnte in wissenschaftlichen Studien entgegen weit verbreiteter Annahme nicht bestätigt werden, dass es einen Zusammenhang zwischen der psychischen Belastung und der Entstehung oder dem Wiederauftreten von Krebs gibt", so Professor Beuth. Nachgewiesen ist jedoch der umgekehrte Effekt: Seelische Ausgeglichenheit spielt eine große Rolle für den Krankheitsverlauf und die Lebensqualität.

Yoga und Akupunktur

Bei einer Krebserkrankung können auch sanfte Methoden aus Asien die klassische Therapie begleiten und helfen, Nebenwirkungen und Schmerzen zu lindern.

Yoga hilft offensichtlich bei Beschwerden, die mit einer Brustkrebsbehandlung verbunden sind. Dies zeigte sich anhand einer Studie mit 51 Brustkrebspatientinnen. Ein Teil davon nahm an einem zwölfwöchigen Yogakurs teil. Diese Teilnehmerinnen litten weniger an den Beschwerden, die mit der Krebsbehandlung verbunden sind. Zusätzlich nahm ihr sozialer und emotionaler Stress ab. Auch auf die körperlichen Funktionen und die starke Müdigkeit und Erschöpfung (Fatigue) wirkte sich das Entspannungstraining positiv aus.

Akupunktur ist ein Therapieverfahren der Traditionellen Chinesischen Medizin (TCM). Hier werden Nadeln an bestimmten Stellen des Körpers eingestochen, um krankhafte Störungen des „Chi" genannten Energieflusses aufzuheben. Man erklärt sich die Wirkung z. B. mit der Freisetzung bestimmter körpereigener Substanzen (z. B. schmerzlindernde Beta-Endorphine).

Anhand einer Studie an 90 Brustkrebspatientinnen, die trotz Schmerzmitteln an Tumorschmerzen litten, zeigte sich, dass durch eine klassische Akupunkturbehandlung eine deutliche Abnahme der Schmerzintensität erreicht werden konnte. Auch mithilfe der Elektroakupunktur konnten bei 104 Patienten mit Erbrechen infolge einer Zytostatikabehandlung die Beschwerden deutlich reduziert werden. Dies gilt offensichtlich generell nach einer Chemotherapie.

Für Akupunktur gibt es einen Zusammenschluss von Ärztegesellschaften, die Qualitätsstandards für eine qualitativ hochwertige TCM-Behandlung erarbeitet

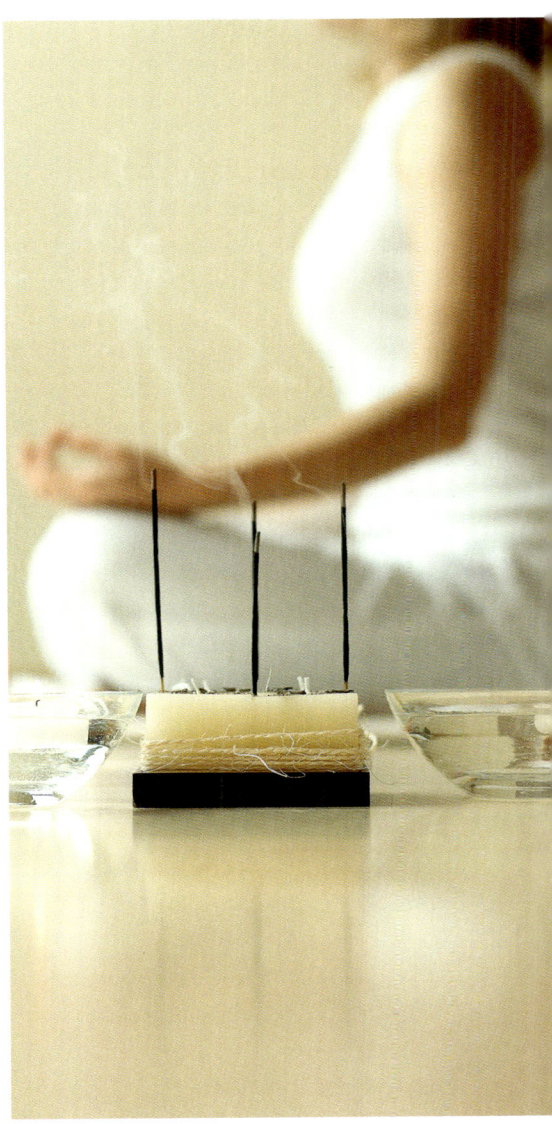

Yogaübungen helfen Ihnen, den mit einer Krebsbehandlung verbundenen sozialen und emotionalen Stress abzubauen.

haben und ein Qualitätssiegel für Ärzte vergeben, die die Voraussetzungen erfüllen und sich nach diesen Leitlinien richten.

Immer gut: Bewegung

Da auch die Lebensweise das Krebsrisiko beeinflusst, empfehlen Wissenschaftler zusätzlich regelmäßige Bewegung. Dafür gibt es vielerlei Gründe.

- Treibt man Sport, benötigt man mehr Energie und dadurch mehr Nahrung. Auf diese Weise werden mehr schützende Substanzen aufgenommen.
- Körperliche Aktivität fördert die Verdauung, wodurch der Darminhalt nicht so lange auf die Darmschleimhaut einwirken kann.
- Bei körperlicher Aktivität wird der Menstruationszyklus der Frau verlängert, es kommt zu einer geringeren Östrogenproduktion und damit zu einer reduzierten Krebsgefahr durch diese Hormone.
- Eiweiße, die Östrogene binden, werden von Sportlern stärker gebildet.
- Beim Sport wird das Immunsystem positiv beeinflusst, indem die Makrophagenzahl und -aktivität erhöht wird; dadurch werden Krebszellen verstärkt inaktiviert.
- Die Anzahl aktivierter Killerzellen, die ebenfalls Krebszellen unschädlich machen, nimmt beim Sport ebenfalls zu.

Mindestens zwei- bis dreimal wöchentlich 40 Minuten Bewegung werden als unbedingt erforderlich angesehen. Das Deutsche Institut für Ernährungsforschung geht noch weiter: „Wer einer beruflichen Tätigkeit mit geringer körperlicher Aktivität nachgeht, sollte sich pro Tag mindestens eine Stunde lang körperlich bewegen und mindestens eine Stunde pro Woche eine intensive körperliche Tätigkeit ausüben." Mit sechs Stunden Sport wöchentlich lässt sich zu fast zwei Dritteln eine wiederkehrende Krebserkrankung nach einer Darmkrebsentfernung verhindern. Dabei ist kein Leistungssport erforderlich – zügiges Gehen wirkt sehr gut, aber auch schon Gartenpflege und die Arbeit im Haushalt haben einen Effekt.

Eine gute Figur und Bewegung schützen vor Brustkrebs

Frauen, die schlank sind und Sport treiben, erkranken seltener an Brustkrebs. Aber das ist noch nicht alles: Bereits erkrankte Frauen, die auf ihr Gewicht achten und sich regelmäßig bewegen, haben größere Chancen, wieder gesund zu werden. Grund dafür ist, dass Bewegung das hormonelle System des Körpers beeinflusst.

Hier spielt auch noch ein schwieriges Hormon eine Rolle: das Insulin. Es kann sowohl die Krebsentstehung begünstigen als auch das Krebswachstum fördern. So steigert z. B. der häufige Genuss von Süßigkeiten die körpereigene Produktion von Insulin und sogenannten Insulin-Wachstumsfaktoren. Dadurch steigt das Risiko für Brustkrebs – bei stark übergewichtigen Frauen sogar um das Doppelte. Bei ihnen reicht zur Risikoreduktion nur eine Kombination aus Diät und Bewegung, wie verschiedene Studien belegt haben. Dies senkt den Blutzuckerspiegel und damit auch die Brustkrebsgefahr auf Dauer.

Beim Abnehmen ist es völlig gleich, wie Sie die Pfunde verlieren – Hauptsache, Sie schränken die Kalorienzufuhr ein. Gelingt dies, wird die Krebssterblichkeit und das Risiko, dass der Krebs nach erfolgreicher Behandlung wieder zurückkommt, um die Hälfte reduziert! Professor Ulrich

Kleeberg, Vorsitzender der Hamburger Krebsgesellschaft, stellt sogar fest: „Damit hat eine gesunde Lebensführung praktisch die gleiche Wirksamkeit wie die modernen medikamentösen Behandlungsverfahren.‟

Generell kann Sport das Krebsrisiko durch verschiedene Mechanismen senken. So senkt er das Darmkrebsrisiko um bis zu 40 Prozent und das Brustkrebsrisiko nach den Wechseljahren um etwa 30 Prozent.

Im Rahmen von großen Studien verringerte moderater Ausdauersport das Risiko, an verschiedenen Krebsarten zu sterben, um 50 Prozent. „Es gibt derzeitig in der Medizin keine Chemo- oder Strahlentherapie, die einen solchen Effekt annähernd erreichen könnte‟, so die Gesellschaft für biologische Krebsabwehr.

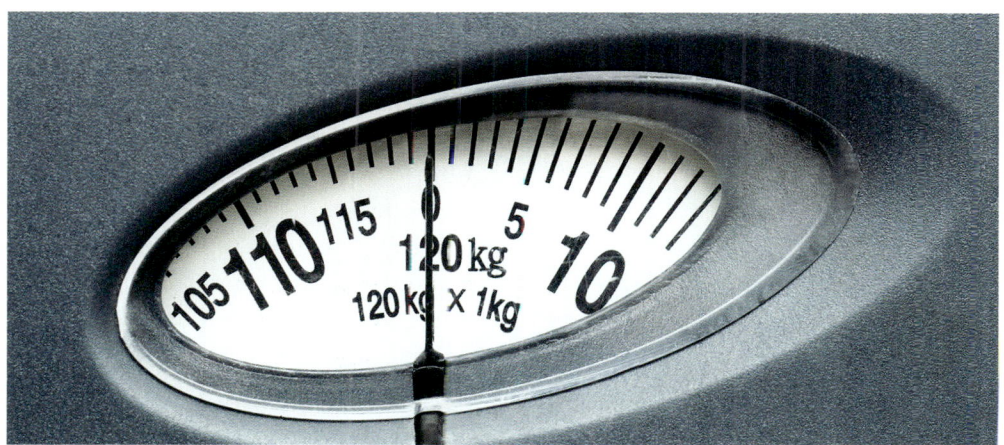

Achten Sie auf Ihr Gewicht. Übergewicht kann sowohl die Krebsentstehung begünstigen als auch das Krebswachstum fördern.

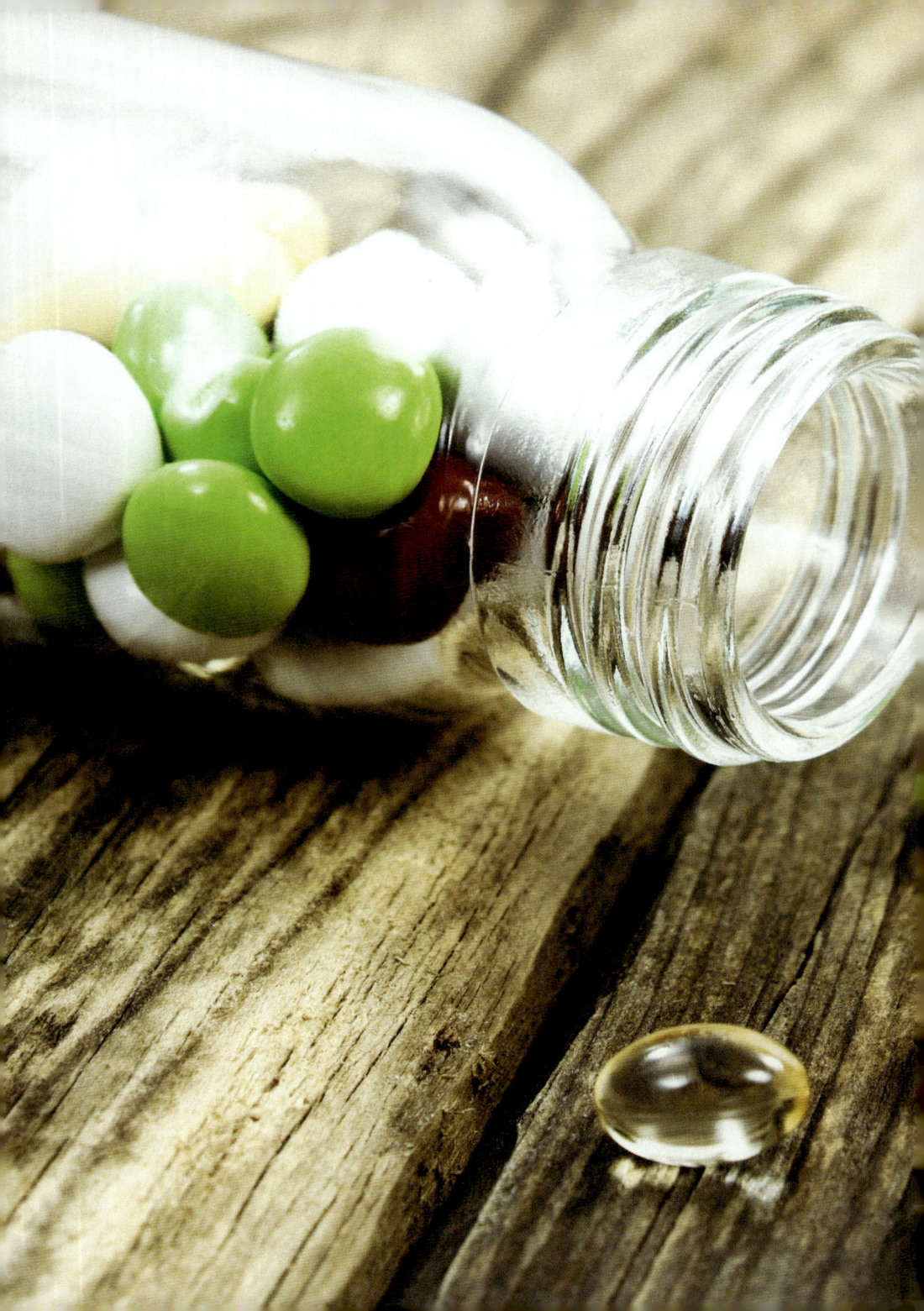

DAS HILFT NUR DEM ANBIETER UND HERSTELLER

Natürlich möchten Sie alles tun, um den Krebs zu besiegen, und sind vielleicht sogar bereit, nach jedem Strohhalm zu greifen. Leider ist jedoch eine ganze Palette von fragwürdigen Wundermitteln und Verfahren auf dem Markt, die Ihnen das Blaue vom Himmel versprechen und nichts davon halten. In diesem Kapitel sind solche unseriösen Angebote aufgeführt sowie Produkte und Verfahren, deren Wirksamkeit bislang noch nicht nachgewiesen wurde.

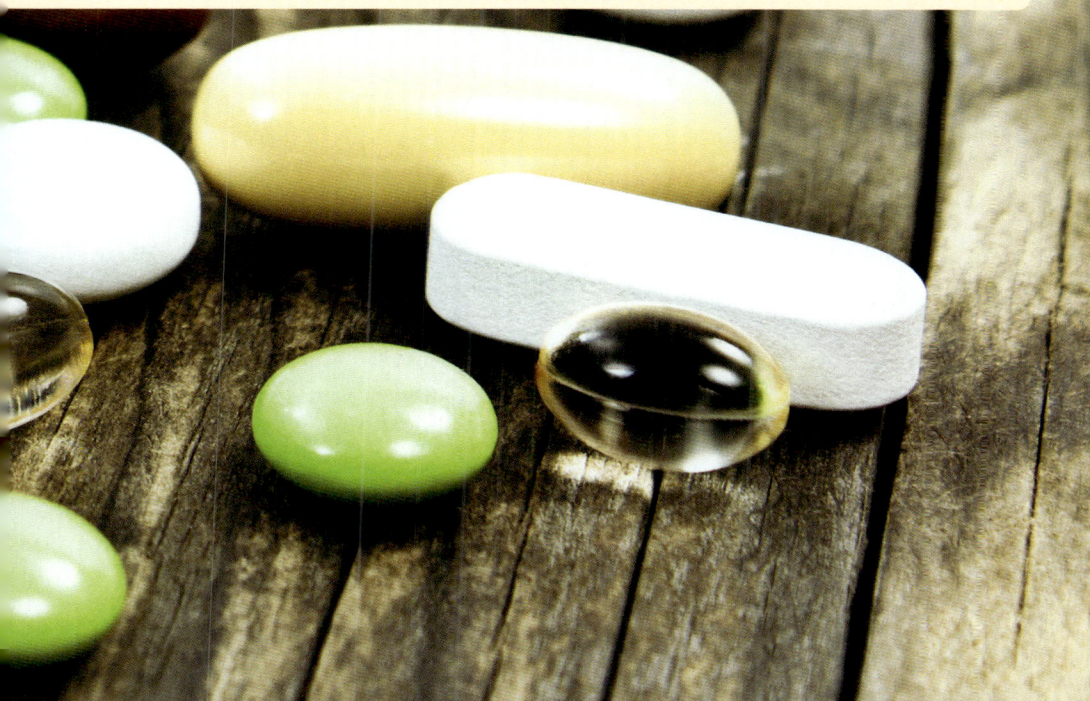

Vorsicht bei diesen Versprechen!

Leider gibt es gerade im Umfeld von schweren Krankheiten Menschen, die Profit aus dieser Notlage ziehen wollen. Es werden Substanzen und Therapien angeboten, die weder einer wissenschaftlichen Untersuchung standhalten noch sonst irgendwelche positiven Ergebnisse liefern. Ebenso muss man aufpassen, dass man keine gefälschten Präparate aus dem Internet erhält.

Weitere Informationen

Das Bundesministerium für Gesundheit bietet unter www.bmg.bund.de zwei Informationsblätter über Fälschungen aus dem Internet an: „Arzneimittelfälschungen – ein globales Problem" und „So schützen Sie sich vor gefälschten Arzneimitteln".

Was die Ernährung angeht, sollten Sie sich grundsätzlich zumindest auch an Ihren Arzt wenden. Er kann Ihnen eine spezielle Ernährungsberatung verordnen, die auch von der Krankenkasse bezahlt wird. Denn in manchen Fällen ist eine komplett andere Ernährung erforderlich wie bisher. Es kann sogar sein, dass Sie viel Fett essen müssen.

Bei folgenden Produktaussagen oder Therapieangeboten ist Vorsicht angebracht (Quellen: Verbraucherzentrale: „Wundermittel gegen Krebs?", www.komplementaermethoden.de):

- Das Produkt wird mit emotionalen oder magischen Worten wie „biologisch", „ganzheitlich", „alternativ", „wunderbar" etc. beworben.
- Es hilft angeblich dort, wo die Schulmedizin versagt hat, speziell in ausweglosen Situationen.
- Es wirkt angeblich gegen eine Vielzahl verschiedener Erkrankungen, die nichts miteinander zu tun haben, und dies in allen Krankheitsstadien.
- Es soll in dieser Qualität nur zeitlich begrenzt oder nur bei „Beratern" dieser Firma erhältlich sein.
- Es wird nicht in Drogeriemärkten oder Apotheken verkauft.
- Es wird durch Ärzte oder Wissenschaftler aus dem In- und Ausland beworben, die entweder frei erfunden sind oder der Schulmedizin entsagt haben und angeblich ihre wahre Berufung erkannt haben.
- Eventuell anstehende Operationen, Chemotherapien und Bestrahlungen werden durch das Produkt angeblich überflüssig.
- Die Behandlung ist sehr teuer, wird von den privaten oder öffentlichen Kassen

nicht erstattet und es wird eine hohe Vorauszahlung verlangt, ohne dass man eine Rechnung erhält.

- Es wird nur von Erfolgen berichtet; ein mögliches Therapieversagen wird dem Patienten selber oder „der Schulmedizin" angelastet.
- Die „individuellen" Diagnostik- und Therapieverfahren können von keinem anderen durchgeführt werden.
- Eine zweite Meinung zu den empfohlenen Maßnahmen ist unerwünscht und zeugt angeblich von Misstrauen.
- Bei gleichzeitig angewendeten „schulmedizinischen Maßnahmen" ist die Therapie angeblich nicht mehr wirksam.
- Die „Schulmedizin" bzw. „Pharmalobby" verhindert angeblich die Anerkennung der beworbenen Methode.
- Das Arznei- bzw. Nahrungsergänzungsmittel ist in Deutschland nicht zugelassen.

Sonderfall Nahrungsergänzungsmittel

Nahrungsergänzungsmittel (NEM), auch Supplemente genannt, sind im Grunde ganz normale Lebensmittel in besonderen Darreichungsformen. Verkauft werden sie als Kapseln, Tabletten, Pulverbeutel oder Flüssigkeitsampullen. In Deutschland sind sie auch mit dem Begriff „Nahrungsergänzungsmittel" beschriftet. Ihre Inhaltsstoffe sind in den „Zutaten" aufgeführt und sie tragen ein Mindesthaltbarkeitsdatum.

Sie ergänzen fehlende Bausteine im normalen Essen und sind nicht zur Heilung oder Linderung von Krankheiten bestimmt. Sie dürfen auch nicht in diesem Sinne beworben werden. Auch ein Hinweis, dass ohne sie keine vernünftige Ernährung möglich ist, ist nicht erlaubt. Selbstverständlich dürfen auch keine angstmachenden oder falschen wissenschaftlichen Daten auf ihnen zu finden sein. Es gibt keinen Nachweis, dass das Mittel wirklich hilft, und für die Sicherheit ist nur der Hersteller verantwortlich. NEM benennen weder Neben- oder Wechselwirkungen noch enthalten sie Gegenanzeigen.

Stellen die Hersteller bestimmte Nähr- oder Wirkstoffe besonders heraus (z. B. Vitamin C), so müssen die enthaltenen Mengen oder Konzentrationen pro 100 Gramm und Tag angegeben sein.

Die Hersteller müssen weder die Wirksamkeit noch die Sicherheit der Präparate beweisen. Dass Nahrungsergänzungsmittel wirklich wirken, ist für Gesunde in der Regel auch nicht erforderlich, bei Krebspatienten kann das aber anders aussehen. Sie können helfen, Nebenwirkungen der Therapien besser zu ertragen oder den Appetit zu steigern. Manche schaden jedoch mehr, als sie nutzen.

Man darf NEM – wenn man sie überhaupt anwenden will – nur zusätzlich und nicht anstelle einer wirksamen Krebsbehandlung verwenden. Als Ersatz, wenn man Angst vor Nebenwirkungen des eigentlichen Präparats hat, darf man sie definitiv nicht einsetzen. Es kann auch sein, dass bestimmte Abstände vor der Einnahme von NEM erforderlich sind, damit es nicht zur Abschwächung der eigentlichen Therapie kommt.

Auf diese NEM sollten Sie verzichten

Vorsichtig sein muss man vor allem in folgenden Fällen:

- Bei Krebserkrankungen, die hormonell beeinflusst sind, sollte man definitiv keine Pflanzenzubereitungen aus Soja und andere phytoöstrogenhaltige Produkte wie Rotklee zu sich nehmen bzw. nur nach vorheriger Rücksprache mit dem Arzt.
- Während einer Chemotherapie niemals Nahrungsergänzungsmittel mit Hefe (Saccharomyces boulardii) einnehmen. Sind diese Hefen bei Gesunden völlig harmlos, so siedeln sich die Pilze möglicherweise im Körper an, wenn man geschwächt ist.
- Fischölkapseln können das Immunsystem schwächen, mit der Folge einer gesteigerten Infektanfälligkeit.
- Probiotische Joghurts, die definitionsgemäß lebende Bakterien enthalten, sollten ebenfalls nur nach Rücksprache mit dem behandelnden Arzt gegessen werden. Sie können bei einem geschwächten Immunsystem problematisch sein.
- Baldrian oder Kava Kava kann die Wirkung von Betäubungsmitteln verstärken bzw. verlängern.
- Antioxidantien, die gegen die gefürchteten freien Radikale eingenommen werden, können den Therapieerfolg negativ beeinflussen. Während der Chemotherapie oder Bestrahlung sollten sie nur in Form von normalem Gemüse oder Obst zugeführt werden. Alles andere nur nach Rücksprache mit dem Arzt.
- Beobachtet man Nebenwirkungen aufgrund der Einnahme von NEM, so kann man dies der Apotheke melden, sofern man das Produkt dort gekauft hat. Bei anderen Quellen kann man

Nebenwirkungen unter 101@bvl.de direkt an das Bundesamt für Verbraucherschutz und Lebensmittelsicherheit, Referat 101 melden.

Nahrungsergänzungsmittel werden auch gerne eingenommen, um Nebenwirkungen der Chemotherapie oder Bestrahlung zu lindern. Diese „Linderung" beruht aber häufig nur darauf, dass das Medikament in seiner Wirksamkeit geschwächt wird. Dies betrifft z. B. folgende Präparate oder auch Lebensmittel direkt:

- Epigallocatechingallat (EGCG) im grünen Tee verringert zwar die Nebenwirkungen bei bestimmten Chemotherapien, jedoch nur deshalb, weil das eingesetzte Medikament teilweise inaktiviert wird; dies betrifft den Wirkstoff Bortezomib. Während seiner Einnahme sollte man sogar auf grünen Tee verzichten. Ähnliche Wirkungen vermutet man bei hoch dosiertem Vitamin C.
- Eine Abschwächung der Zytostatika ist ebenfalls möglich durch Baldrian, Ginkgo, Ginseng und Sonnenhut (Echinacea).
- Bioflavonoide aus Zitrusfrüchten verhindern den normalen Abbau etwa der Hälfte der gängigen Arzneimittel. Es sind sogar Vergiftungserscheinungen möglich, auch die Nebenwirkungen können verstärkt werden.

- Erste Studien deuten darauf hin, dass Multivitaminpräparate und Antoxidantien die Krebszellen vor der Bestrahlung schützen können, wodurch die Krebstherapie wirkungslos wird.
- Manche NEM wirken als Blutverdünner. Dies kann bei Operationen gefährlich werden. Dazu gehören Präparate mit Vitamin E oder Omega-3-Fettsäuren (Fischölkapseln etc.), Pflanzenzubereitungen z. B. mit Knoblauch, Ginkgo, Reishi- oder Shiitakepilze, Lapacho und Silberweidenrinde.
- Präparate mit Bockshornklee, Mutterkraut, Teufelskralle, Rotklee, Kamille oder Gelbwurz (Kurkuma) können die Wirkung von cumarinhaltigen Medikamenten zur Blutverdünnung verstärken. Dagegen schwächen Vitamin C, Coenzym Q10 und Papaya sowie Vitamin K und Ginseng sie möglicherweise ab.
- Gerinnungshemmende Nahrungsergänzungsmittel können bei hohem Blutdruck Probleme bereiten, dazu gehören Guarana und Ma-huang.

Fazit: Nehmen Sie Nahrungsergänzungen nie ohne vorherige Rücksprache mit Ihrem Arzt ein – und sei es nur, dass Sie einen Multivitaminsaft trinken möchten!

Weitere Informationen

Mehr zu Nahrungsergänzungsmitteln und Krebs finden Sie unter www.verbraucher-zentrale.de in dem ausführlichen Heft „Wundermittel gegen Krebs? Nahrungsergänzungsmittel auf dem Prüfstand". Dort erhalten Sie auch Tipps, wie man seriöse von unseriösen Angeboten unterscheiden kann. Darüber hinaus erhalten Sie dort Checklisten für den Einkauf, für Gespräche mit dem Arzt oder Heilpraktiker und andere wertvolle Tipps.

Vorsichtig sollte man laut Verbraucherzentrale auch sein, wenn sich die versprochenen Wirkungen aus Anzeigen, Faltblättern oder Internet auf den Verpackungen nicht wiederfinden. Dies bedeutet, dass man bei auftretenden Problemen nicht klagen kann, da man ja keinen Beweis der Behauptung vorliegen hat. Auch die Aussage „nur in Apotheken erhältlich" sagt nichts über die Qualität des Produktes aus. Denn es ist leichter, ein Produkt in einem Apothekensortiment als in demjenigen eines Drogerie- oder Supermarkts platziert zu bekommen. Die Apotheke muss das Produkt nämlich nicht vorrätig halten, sondern kann es binnen weniger Stunden über den Großhandel beziehen.

Auch davon sollten Sie die Finger lassen

Folgende Lebensmittel und Produkte entbehren einer wissenschaftlichen Grundlage bzw. wurden nicht ausreichend auf ihre Wirksamkeit untersucht oder sind für Krebspatienten absolut nicht zu empfehlen:

- Bittere Aprikosenkerne, auch als Laetril oder Vitamin B_{17} im Handel. Sie enthalten das natürliche gesundheitsschädliche Amygdalin; maximal ein bis zwei Kerne pro Tag empfiehlt die Verbraucherzentrale Gesunden. Amygdalin blockiert Jod, weshalb man insbesondere bei Schilddrüsenkrebs auf die Kerne verzichten sollte.

- Himalayasalz, Borretschöl, Germanium, Chrom, Hydrazinsulfat.

- Aus gutem Grund bei uns nicht erlaubt sind: Artemisinin aus Beifuß (Letzterer ist als Gewürz und Tee erlaubt, hier besser den Arzt fragen), Carnivora (Pressaft der Venusfliegenfalle), Chaparral-Tee/Kreosotbusch, Essiac-Tee/Flor Essence – abhängig von den genauen Zutaten (keinesfalls bei Chemotherapie!), Kava Kava, Sägepalme (Saw palmetto), kolloidales Silber.

- Besser als ganze Frucht in Bioqualität genießen sollte man: Açaibeeren, Möhren (den Auszug Falcarinol besser gar nicht), Galavit, Galgant als Gewürz, Goji-Beeren, Granatäpfel (bei Medikamenteneinnahme ist Vorsicht angebracht; entweder den Arzt fragen oder mindestens 2 bis 3 Stunden vor oder nach Medikamenteneinnahme verzichten), Mangostane (Mangosteen), rote Weintrauben, Traubensaft, Beerenfrüchte, Erdnüsse sowie Soja und Sojaprodukte.

- Zwar erlaubt, aber nicht nur aufgrund ihres allergenen Potenzials nicht zu empfehlen sind: Aloe vera, Gelée Royale, grüner Tee (als Vorbeugung gegen Krebs in Ordnung, bei Krebs besser nur nach Rücksprache mit dem Arzt), Haifischknorpelextrakt, Kolostrum (Erstmilch von Säugetieren, hier vorwiegend von der Kuh), Propolis (Bienenharz).

- Antioxidative Wirkung, daher nur mit ausdrücklicher ärztlicher Erlaubnis: Noni, OPC (Oligomere Pro(antho)cyanidine).

- Zugelassen, aber dennoch besser nicht verwenden, da Wechselwirkungen mit Gerinnungshemmern und bei Hormontherapie möglich sind oder andere unangenehme Nebenwirkungen beschrieben wurden: Lakritze/Süßholzwurzel, Zeolith (beim Einatmen sogar krebserregend!)

Nicht empfehlenswerte Verfahren und Produkte

Professor Josef Beuth vom Institut zur wissenschaftlichen Evaluation Naturheilkundlicher Verfahren (ENV) warnt vor Verfahren mit zweifelhaftem erfahrungsbzw. naturheilkundlichem Unbedenklichkeits- und Wirksamkeitsnachweis; zumindest gegen Nebenwirkungen sind sie wenig hilfreich. So nennt er unter anderem die Homöopathie, Bioresonanztherapie, Kinesiologie sowie die orthomolekulare Therapie mit Vitamin- oder Spurenelement-Einzelsubstanzen oder -gemischen. Außerdem rät er von den folgenden Methoden, Anwendungen oder Nahrungsergänzungsmitteln ab:

Analyse freier Radikale

Aus dem Blut ist diese Analyse bisher nicht möglich. Von der Methode wird dringend abgeraten, zumal sie meist mit zweifelhaften Empfehlungen zur Einnahme von teuren Antioxidantien verbunden ist, die nicht auf Qualität, Unbedenklichkeit und Wirksamkeit geprüft wurden.

Funktionstest für „Natürliche Killerzellen"

Von sogenannten „Immunlaboratorien" gibt es einen Test, der die Funktion der „Natürlichen Killer-Zellen" (NK-Zellen) überprüfen soll. Diese Therapie ist abzulehnen, da sie

- fälschlicherweise die Funktion des komplexen Immunsystems ausschließlich anhand der NK-Zellen beurteilt,
- die Abwehr hemmende Zellen und Botenstoffe unberücksichtigt lässt und daher zu falschen Therapieempfehlungen führt,
- keinen therapeutischen Vorteil bietet und möglicherweise sogar zu falschen Therapien verleitet.

Individualisierte Immuntherapien, wie sie aus dem Funktionstest abgeleitet werden, könnten, wenn überhaupt, nur auf Basis einer Analyse des gesamten Immunsystems erfolgen. Meist werden zweifelhafte Empfehlungen zur Einnahme von teuren Antioxidantien gegeben, die nicht auf Qualität, Unbedenklichkeit und Wirksamkeit geprüft wurden.

Immundiagnostik

Die oben erwähnten „Immunlaboratorien" bieten im ganzen Land Immunstatusbestimmungen an. Hier werden nicht nur Immunzellen des Blutes untersucht, deren Existenz und Funktionsweise wissenschaftlich erwiesen ist, sondern auch Zellarten, für die Aufgaben und Normwerte nicht wirklich bekannt sind.

Tatsächlich ist es wichtig, den Immun-status bei Bedarf zu bestimmen. Dabei sind jedoch nur Untersuchungen interessant, die eine Bedeutung für das Krankheitsgeschehen haben. Dazu gehört das sogenannte Differenzialblutbild (Leukozyten, Granulozyten, Monozyten, Lymphozyten), zusätzlich eventuell die T- und B-Lymphozyten, T-Helfer-, T-Suppressor- und zytotoxischen T-Lymphozyten sowie die natürlichen Killerzellen zur Bewertung des Immunstatus. Sogenannte „erweiterte Immunstatusbestimmungen" sind dagegen nutzlos.

BioBran® MGN-3

Bei diesem Produkt handelt es sich um einen komplexen Zucker aus Reiskleie. Tatsächlich ist BioBran® MGN-3 weder hinreichend auf Qualität noch auf klinische Unbedenklichkeit und Wirksamkeit geprüft. Professor Beuth rät entschieden davon ab.

Bioelektrische Krebstherapie

Im Rahmen der Bioelektrischen Krebstherapie (Elektro-Chemo-Therapie ECT, Galvanotherapie) wird Gleichstrom über Nadelelektroden an den Tumor bzw. an die Metastase geleitet. Ziel ist laut Werbung die „schnelle aseptische Nekrose (Abtötung) von Krebsgewebe durch Strom und Wärme mithilfe einer kontrollierten Gleichstromquelle". Dabei soll es sich um eine schonende Therapie handeln, die ausschließlich im Tumor zellzerstörende Effekte ausübt und gesundes Gewebe unbeeinflusst lässt.

Derzeit wird die ECT wissenschaftlich erforscht, um sinnvolle Anwendungsgebiete zu finden. Bislang jedoch ist weder die Unbedenklichkeit noch die Wirksamkeit hinreichend geprüft.

Cellagon®

Cellagon aurum bzw. Cellagon-Produkte werden beworben als komplexe Lebensmittel zur täglichen Rundumversorgung, die ein bis zwei der täglich empfohlenen Obst- und Gemüseportionen ersetzen sollen. Das Produkt enthält laut Hersteller 77 Zutaten, unter anderem Obst- und Gemüseextrakte aus verschiedenen Kulturkreisen, Pilze, Algen, Öle, Gelée Royale sowie gefriergetrocknete Stutenmilch. Damit soll ein Anstieg der „Schutzsysteme der Zellgewebe" bewirkt werden und der Konsument „fitter und wacher" werden.

Die enthaltenen Einzelbestandteile sowie deren nicht nachvollziehbare Kombination sind nicht auf Unbedenklichkeit geprüft. Damit ist davon abzuraten.

Colon-Hydro-Therapie

Diese Behandlung besteht darin, dass man über ein Darmrohr angewärmtes Wasser in den Darm einführt und nach sanfter Bauchmassage meist über einen zweiten Schlauch ausleitet. Damit soll der Darm von Giften, Kotbestandteilen, Nahrungsresten usw. gereinigt werden, um Stoffwechsel und Immunsystem zu stabilisieren und die Darmtätigkeit anzuregen. Dies soll der „Entgiftung" und dem Schutz der Leber dienen. Angeblich wird die Lebensqualität während bzw. nach Chemo- und Strahlentherapien dadurch gesteigert.

Für diese Behandlung gibt es allerdings weder eine ernst zu nehmende Grundlage noch Untersuchungen zu Unbedenklichkeit und Wirksamkeit. Professor Beuth meint dazu: „Sie ist daher mit Nachdruck abzulehnen und muss als Außenseitermethode und bloße Verdienstmöglichkeit für die Anbieter betrachtet werden."

Dr. Rath Zellularmedizin

Über das Ausland kann man von Dr. Rath Vitamin- und Spurenelementgemische („zellulare Medizin", „Zell-Vitalstoffe") in Dosierungen erhalten, die in Deutschland zu einer Einordnung als „zulassungspflichtige Arzneimittel" führen müssten. Die Gemische nach Dr. Rath sind hierzulande aber berechtigterweise nicht als Arzneimittel zugelassen und nicht nur für die Anwendung bei Krebserkrankungen strikt abzulehnen.

Imusan

Imusan besteht aus den Extrakten verschiedener Heilpflanzen und soll die normale Immunfunktion unterstützen. Es sind jedoch weder die Einzelkomponenten noch deren Kombination hinsichtlich klinischer Unbedenklichkeit und Wirksamkeit geprüft. Solange dies nicht geschehen ist, sollte man es nicht nutzen.

Juice Plus®

Bei Juice Plus® handelt es sich um ein natürliches, aus Konzentraten verschiedener, reif geernteter Früchte und Gemüsesorten gewonnenes, pflanzenstoffhaltiges Nahrungsergänzungsmittel. Die enthaltenen Nährstoffe (z. B. Vitamine, Spurenelemente, sekundäre Pflanzenstoffe, Antioxidantien) sollen sich ideal ergänzen und einen Beitrag zur Gesundheit leisten. Die Untersuchung auf Unbedenklichkeit und Wirksamkeit steht jedoch aus, sodass man Krebspatienten von der kostspieligen Einnahme abrät und stattdessen eine ausgewogene Ernährung mit viel Obst und Gemüse empfiehlt.

Neue Medizin

Die „Neue Medizin" (NM), auch „Germanische Medizin" genannt, wurde von Ryke Geerd Hamer erst 1981 begründet. Der Erfinder und Begründer dieser umstrittenen pseudomedizinischen Außenseiterlehre ist ein deutscher ehemaliger Arzt. Er bezeichnet sich selbst als „Meister dieser Entdeckung" und „Universitätsrektor". Als Auslöser für Erkrankungen wie Krebs werden Schockerlebnisse („biologische Konflikte") gesehen, die „Dirk Hamer Syndrom" genannt werden. Die therapeutischen und diagnostischen Ansätze der NM entbehren jeglicher wissenschaftlicher Grundlage und sind für Krebspatienten nicht geeignet.

Ozontherapie

Die Ozontherapie wird unter anderem zur Nachbehandlung bei Krebserkrankungen, als Begleittherapie während und nach Chemo- und Strahlentherapien sowie zur Verbesserung von Lebensqualität und Abwehrlage verabreicht. Untersuchungen zur Unbedenklichkeit und Wirksamkeit des Verfahrens liegen bislang nicht vor. Stattdessen wurden zahlreiche Nebenwirkungen beschrieben, wie z. B. Schmerzen im Einstichbereich, eitrige Entzündungen im Bereich der Einstichstelle (= Spritzenabszesse), Kopfschmerzen, Schwindel, Übelkeit und Herzrhythmusstörungen bis hin zu Todesfällen.

ProstaSol®

Laut Internetpräsentation der Vertreiberfirma ist ProstaSol ein Nahrungsergänzungsmittel, welches unter anderem Scutellaria, Ginseng, Skullcap, Reishi, Ingwer, Brennnessel, Pygeum, Quercetin, Resveratrol sowie Sitosterolgemische enthält. Unbedenklichkeits- und Wirksamkeitsnachweise fehlen bislang.

Weitere Informationen

Ausgezeichnete Daten rund um Krebs finden Sie auch in den englischsprachigen CAM-Summaries: www.cam-cancer.org/ CAM-Summaries. Dort können Sie viel über alternative Therapien nachlesen; die Webseite wird ständig fortgeschrieben und aktualisiert.

Breuss Krebs-Heilverfahren

Die Breuss Krebstherapie umfasst eine 42-tägige Fastenzeit, in deren Rahmen spezielle Pflanzensäfte und Tees getrunken werden. Sie wird abgelehnt, da die Patienten eine Mangelernährung erhalten und angewiesen werden, ihre konventionelle Krebstherapie zu beenden.

Fermentiertes Weizenkeimextrakt (FWGE)

Hier handelt es sich um Weizenkeime, die mithilfe von Hefen fermentiert werden. Sie werden industriell hergestellt und in manchen Kliniken auch eingesetzt. Sie sollen wohltuende Effekte für Krebspatienten während der Chemo- oder Strahlen-

therapie haben bzw. die Effektivität dieser Therapien erhöhen, die Nebenwirkungen reduzieren und die Lebensqualität verbessern. Die genauen medizinisch wirksamen Inhaltsstoffe kennt man jedoch noch nicht. Gesundheitlich bedenklich scheint die Therapie nicht zu sein. Ob sie jedoch wirklich hilft, weiß man auch nicht sicher. Möglicherweise gibt es zwei Substanzen, die aufgrund ihrer antioxidativen Wirkung gegen das Krebswachstum wirken können.

Die „Antikrebsernährung" nach Dr. Coy – ein Ansatz, der weiter untersucht werden sollte

Es gibt die Theorie, dass Krebszellen Zucker und andere Kohlenhydrate benötigen, um vor Chemotherapie und Angriffen des Immunsystems geschützt zu sein. Dahinter steckt das sogenannte TKTL1-Gen. Es soll gemeinsam mit seinem von ihm programmierten Eiweiß in den Krebszellen auf Vergärung – also Abbau des Zuckers ohne Sauerstoff – umschalten. Geschieht dies über längere Zeit, so führt dies zu ungebremstem Zellwachstum. Offensichtlich wird dies der Tumorzelle erleichtert, wenn der oder die Betroffene viel Zucker und andere Kohlenhydrate isst. Dann bildet die Krebszelle Milchsäure, die eine Schutzwirkung auf die Tumorzelle hat. Diese Säure erleichtert es den Tumorzellen offensichtlich auch, anderes Gewebe zu infiltrieren. Schafft man es, das Gen wieder abzuschalten, kann man die Krebszellen auch zum Absterben bringen. Entdeckt hat dies der Diplombiologe und Krebsforscher Dr. Johannes Coy.

Interessanterweise können auch die sekundären Pflanzenstoffe Sulforaphan (z. B. in Brokkoli) oder Quercetin sowie das Vitamin E diesen positiven Effekt auslösen (siehe Seite 33 und 133).

Das sagt die Gesellschaft zur biologischen Krebsabwehr (GfbK) zur Coy-Diät: „Die Idee Dr. Coys wäre fantastisch: Eine kohlenhydratfreie Ernährung kann Krebs ausschalten. Diese Ernährungsform wäre auch möglich – zumindest folgte die Atkins-Diät ungefähr diesen Richtlinien. Was jedoch fehlt, ist der Beweis, dass dies funktioniert."

Unabhängig von diversen Meldungen über diese neue Wunderdiät, die zum Teil auch als Antikrebsernährung bezeichnet wird, weiß die GfbK dazu Folgendes: Tatsächlich verbrauchen insbesondere Tumore in fortgeschrittenen Stadien 30-mal so viel Traubenzucker (Glukose) wie normal. Man weiß auch, dass Krebszellen diesen Zucker häufig nicht wie gesunde Zellen verdauen können, sondern ihn zu Milchsäure „vergären". Tatsächlich spielt das Gen Transketolase-like-1 (TKTL1) eine entscheidende Rolle dabei – zumindest nach neueren Studien. Ist es vorhanden, ist dieser Stoffwechselweg üblich und fördert Wachstum und Metastasenbildung des Krebsgeschwürs.

Leider weiß man bisher noch nicht, wie weit der Blutzucker- oder Insulinspiegel im Körper gesenkt werden muss, um wirklich erwünschte schädliche Wirkungen auf Krebszellen im Organismus zu erreichen, und ob die Tumorzellen nicht auch – so wie unsere gesunden Körperzellen – auf andere Energiequellen (Eiweiße, Fette) umsteigen können, wenn nicht genügend Traubenzucker angeboten wird. Vorsichtig sollten vor allem Krebspatienten sein, die an Auszehrung (Kachexie) leiden.

Alternative: eine ausgewogene Kost   Solange keine Studien an Menschen vorliegen, die die Theorie der Coy-Diät als wahr beweisen, ist nach wie vor eine ausgewogene vollwertige Kost, die auch schmeckt und auf den jeweiligen Krebsfall angepasst ist, vorzuziehen. Dazu gehört durchaus, dass auf stark gesüßte Speisen und Getränke verzichtet wird. Dabei können Ihnen natürliche Süßstoffe helfen. Auch wertvolle Gemüsesorten zu essen, die am besten nur leicht gedünstet sind und die die wertvollen sekundären Pflanzenstoffe enthalten, gehört dazu.

Ein Problem stellt die in der Coy-Diät empfohlene erhöhte Zufuhr an Eiweiß dar, denn tierisches Eiweiß in Form von Fleisch kann im Übermaß durch Ammoniakbildung im Darm die Leber belasten. Bei den Fetten sollte man bevorzugt zu den hochwertigen Omega-3-Fettsäuren greifen.

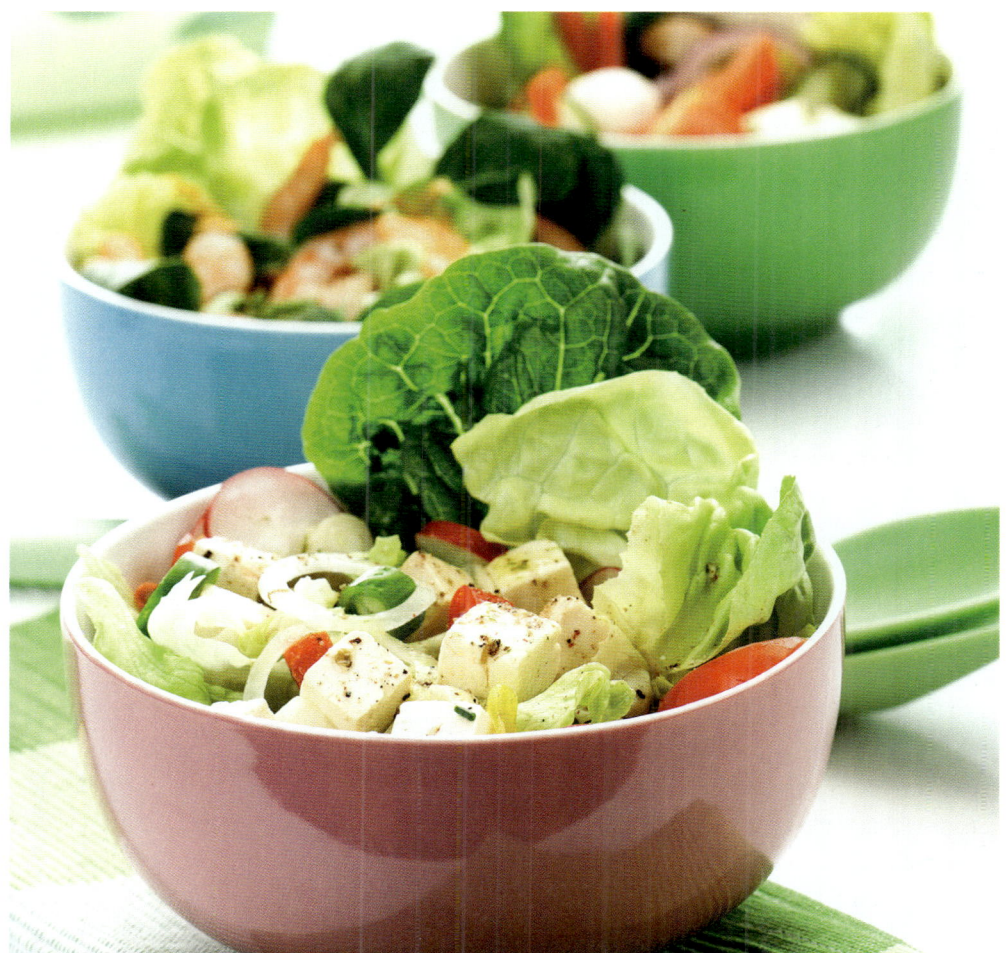

Besser als „Wundermittel": Eine ausgewogene vollwertige Kost, die auch schmeckt und auf den jeweiligen Krebsfall angepasst ist.

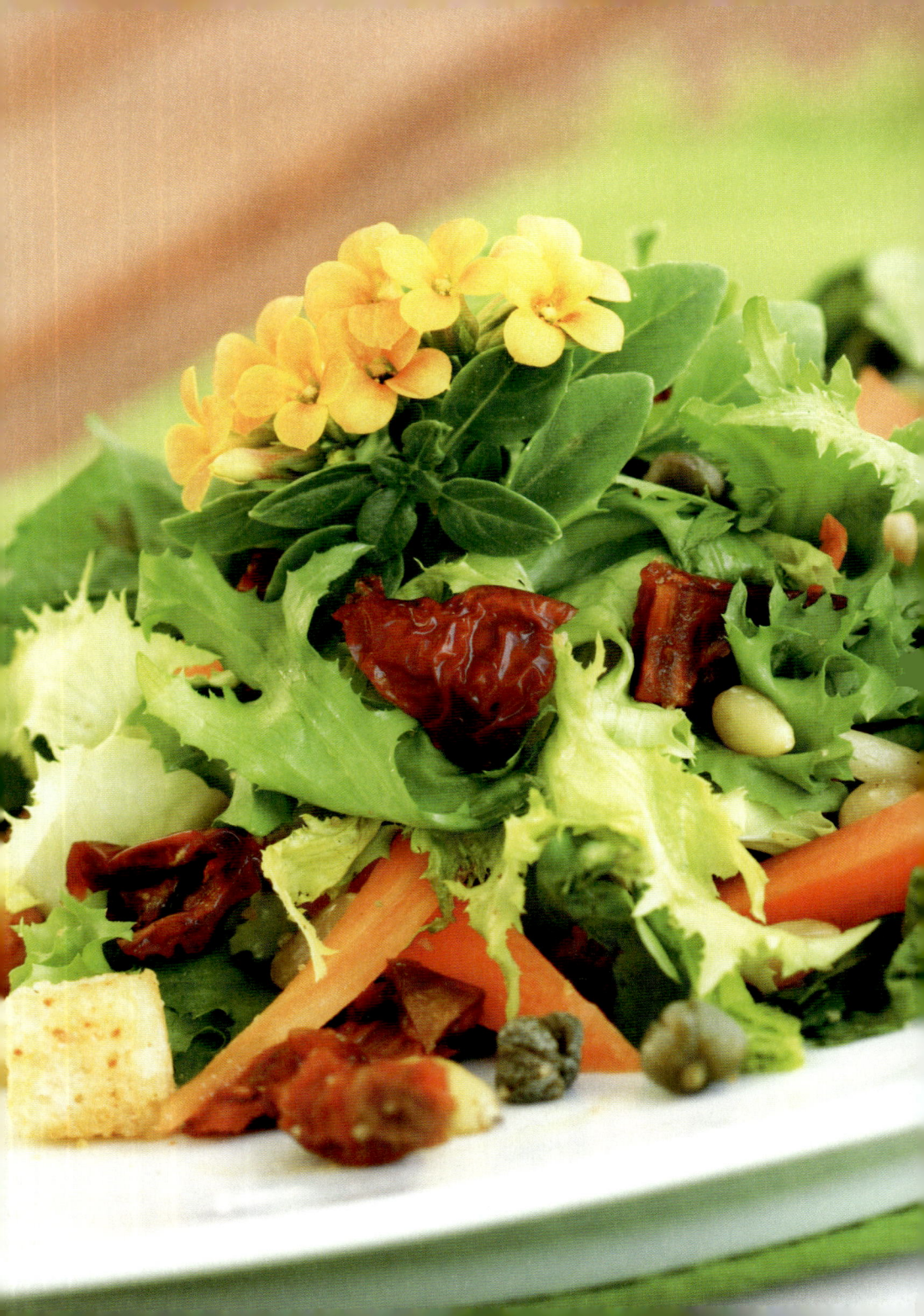

REZEPTE: KAMPF DEM KREBS MIT LECKEREN GERICHTEN

EL = Esslöffel, 1 EL entspricht 5 ml
TL = Teelöffel, 1 TL entspricht 2 ml

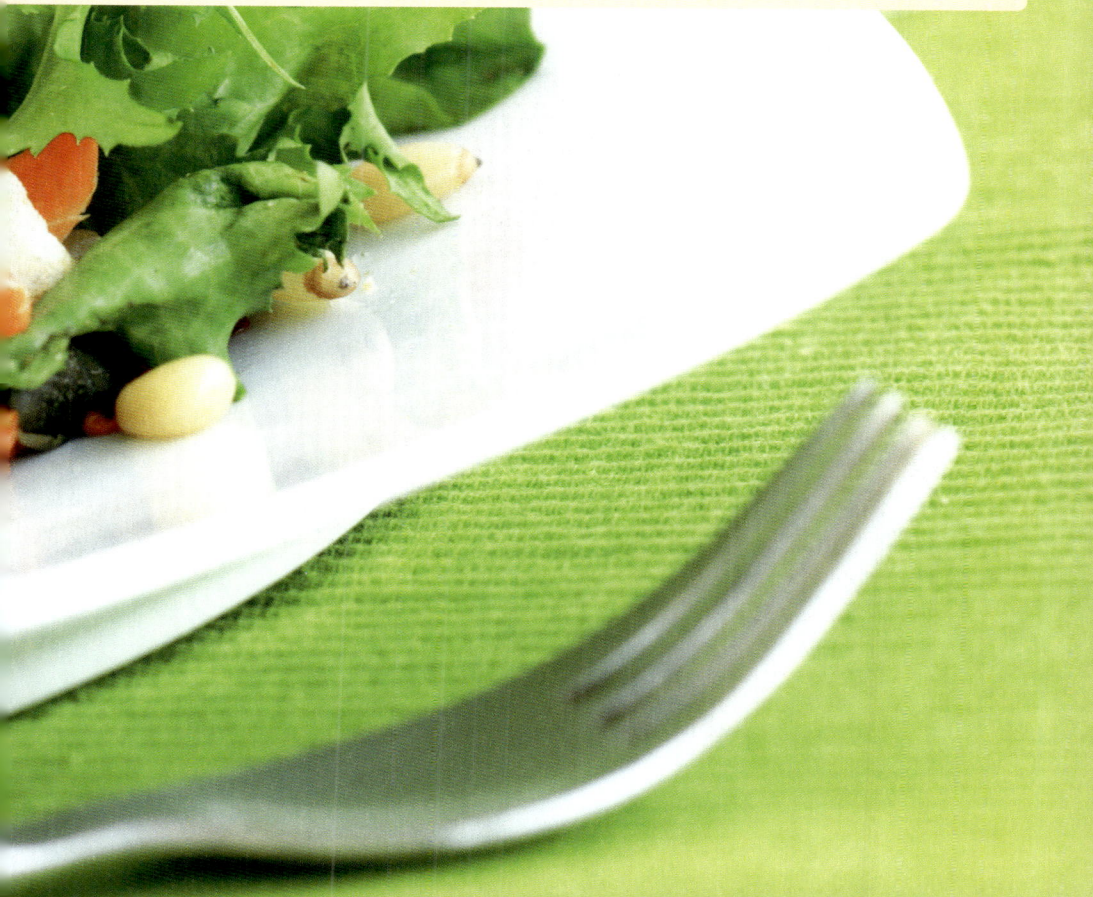

Gemischter Grünkohlsalat

Für 1 Person
Arbeitszeit: ca. 15 Minuten

Zutaten
100 g Endivien- oder Eisbergsalat
50 g Grünkohl
1 kleine rote Paprika
1 TL Leinöl
je 1 TL Obstessig und Balsamico
1 TL Zitronensaft
Salz
Pfeffer

Zubereitung
1. Endivien- oder Eisbergsalat klein schneiden, putzen, waschen.
2. Grünkohl waschen, putzen, von Blattstielen befreien und sehr fein schneiden.
3. Paprika waschen, putzen und klein schneiden.
4. Alles mischen, die Saucenzutaten darübergeben, gut vermischen und mit den Gewürzen abschmecken.

Brokkolisuppe

Für 1 Person
Arbeitszeit: ca. 20 Minuten

Zutaten
150 g Brokkoli (frisch oder aufgetautes Gefriergut)
1 kleine Zwiebel
1 TL Olivenöl
300 ml Gemüsebrühe
1–2 EL Crème fraîche
Salz
je nach Jahreszeit frische Kräuter, am besten Schnittlauch (als Zwiebelgewächs mit Antikrebswirkung)

Zubereitung
1. Den frischen Brokkoli zerkleinern; die Stiele klein schneiden, die Röschen ganz lassen.
2. Die Zwiebel klein schneiden, in Olivenöl anbraten.
3. Die klein geschnittenen Brokkolistiele dazugeben, kurz mitbraten.
4. Mit Brühe ablöschen und die Brokkolistiele 5 Minuten in der Brühe bissfest garen. Die Röschen zugeben, eventuell kurz mitkochen oder später zugeben.
5. Crème fraîche unterrühren, eventuell die Röschen dazugeben, mit Salz abschmecken und mit den frischen Kräutern bestreuen.

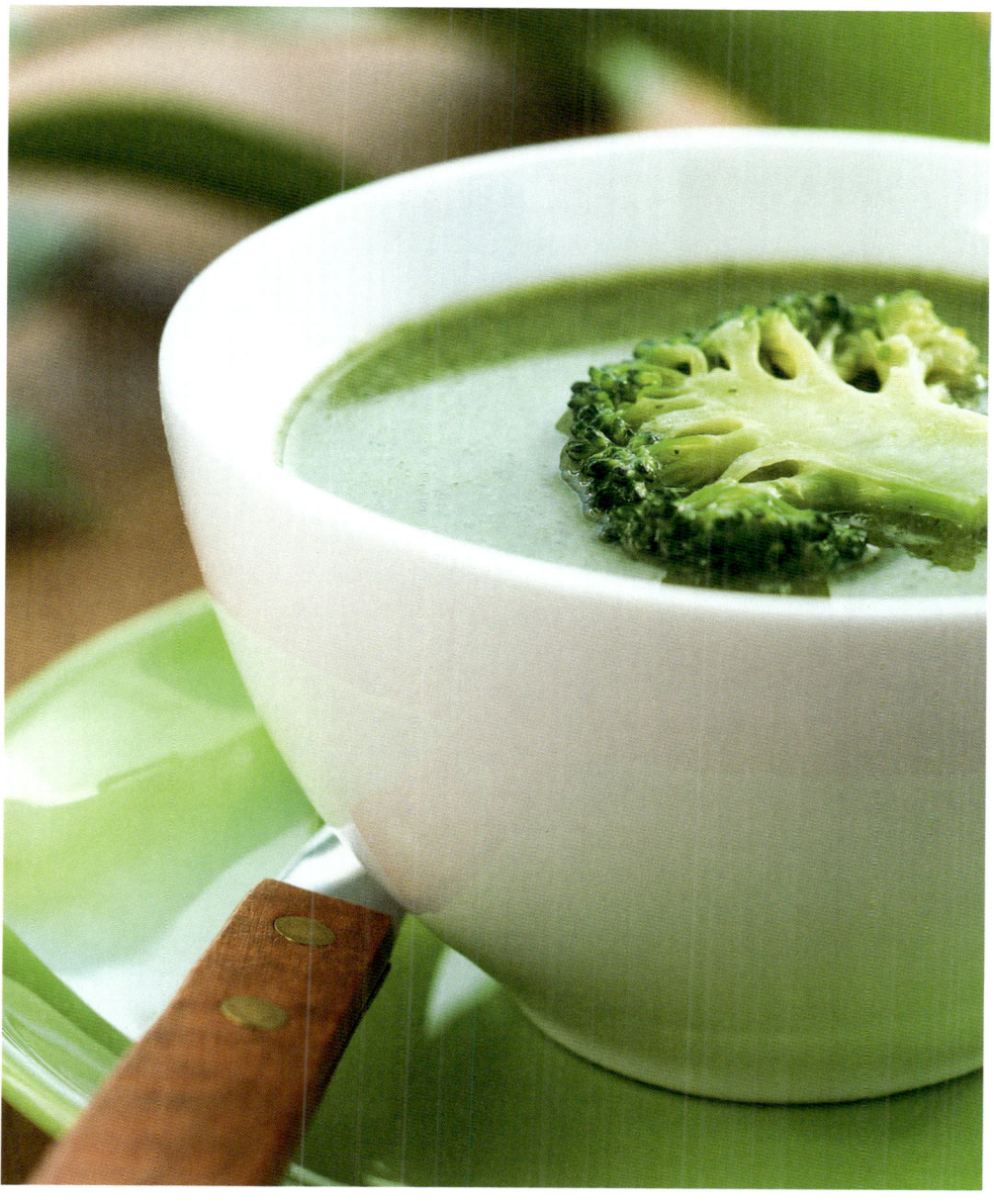

Spaghetti mit Tomaten-Zucchini-Sauce

Für 3–4 Personen
Arbeitszeit: 25–40 Minuten

Zutaten

Spaghetti (Menge nach Appetit, wenn möglich Vollkornspaghetti)

Salz

Pfeffer

je 600 g frische Zucchini und Tomaten

1–2 große Zwiebeln

1 kleine Knoblauchzehe

200 g Champignons

Olivenöl zum Anbraten

Paprika

Oregano

Basilikum

3 EL Sahne

2 EL geriebenen Gouda oder Emmentaler

frische Schnittlauchröllchen

Zubereitung

1. Die Nudeln in Salzwasser bissfest garen.
2. Währenddessen die Zucchini putzen, waschen und klein schneiden oder raspeln.
3. Die Tomaten waschen, vom Stielansatz befreien und würfeln. Zwiebeln und Knoblauchzehe schälen, klein schneiden oder raspeln. Champignons putzen, kurz waschen und raspeln.
4. Zwiebeln in wenig Olivenöl anbraten. Zucchini ebenfalls anbraten und dünsten, bis sie fast weich sind. Tomaten und Champignons untermischen und kurz mitdünsten.
5. Mit Kräutern und Knoblauch nochmals aufkochen und abschmecken. Sahne und Käse untermischen, mit Salz und Pfeffer abschmecken und die Schnittlauchröllchen untermischen. Die Sauce zu den abgetropften Nudeln servieren.

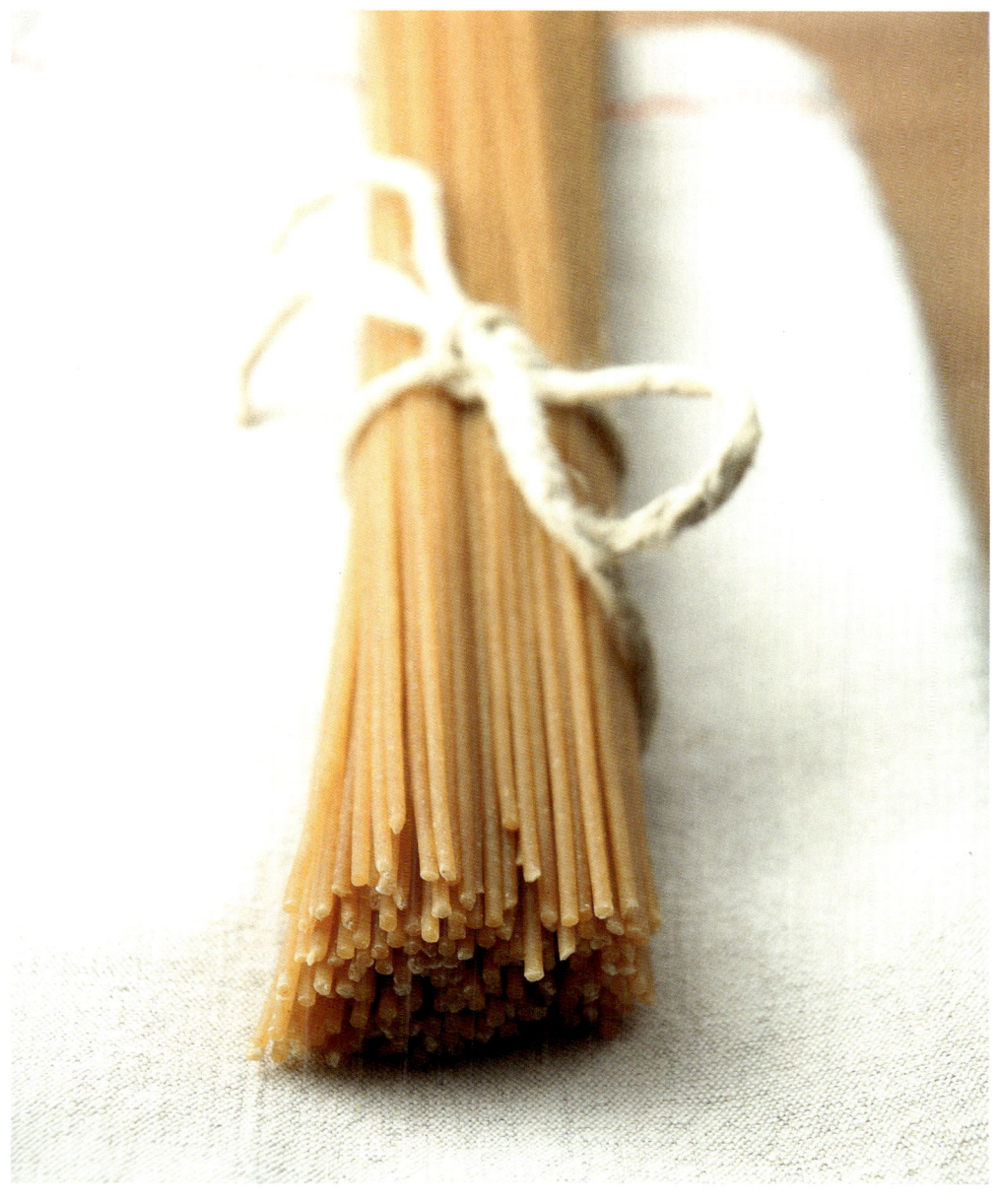

Tofubratlinge

Für 2 Personen
Arbeitszeit: 30 Minuten

Zutaten
200 g Suppengemüse (Möhren, Knollensellerie, Lauch oder ersatzweise Frühlingszwiebel)
1 kleine Zwiebel
2 kleine oder 1 große Knoblauchzehe(n)
100 g Tofu
2 Eier
3 EL Vollkornweizenmehl
2 TL Semmelbrösel
Salz
Pfeffer
Bratöl zum Ausbacken
2 TL Schnittlauchröllchen

Zubereitung
1. Suppengemüse putzen, waschen, mit der Zwiebel und dem Knoblauch (beide geschält) raspeln.
2. Den Tofu mit einer Gabel zerdrücken und mit den Eiern, dem Gemüse, dem Mehl sowie den Semmelbröseln vermischen. Mit Salz und Pfeffer abschmecken und den Schnittlauch untermischen.
3. Das Fett in einer Pfanne erhitzen, die Bratlinge mit einem Löffel formen und im heißen Fett unter mehrmaligem Wenden etwa 10 Minuten braten.

Tipp: Schmeckt gut zu Pellkartoffeln und grünem Salat.

Provitamin-A-Möhren

Für 4 Personen
Arbeitszeit: 30–40 Minuten

Zutaten
800–1000 g Möhren
3 EL Bratöl
2 gehäufte EL Mehl (ca. 30 g)
ca. ½ l Wasser
1 gehäufter EL gekörnte, ersatzweise
½ l fertig gekochte Gemüsebrühe
Salz

Zubereitung
1. Möhren putzen, waschen, in Scheiben schneiden und etwa ein Drittel davon beiseitelegen.
2. Das Öl in einem Topf erhitzen, die Möhren dazugeben, etwas Wasser dazugießen und 10 Minuten dünsten.
3. Inzwischen die beiseitegelegten Möhren zerkleinern und wieder beiseitestellen.
4. Das Mehl zu den gedünsteten Möhren dazugeben und anschwitzen.
5. Die gekörnte Gemüsebrühe und so viel Wasser dazugeben, dass eine sämige Sauce entsteht.
6. Die zurückbehaltenen rohen Möhren untermischen und das Gemüse mit Salz abschmecken.

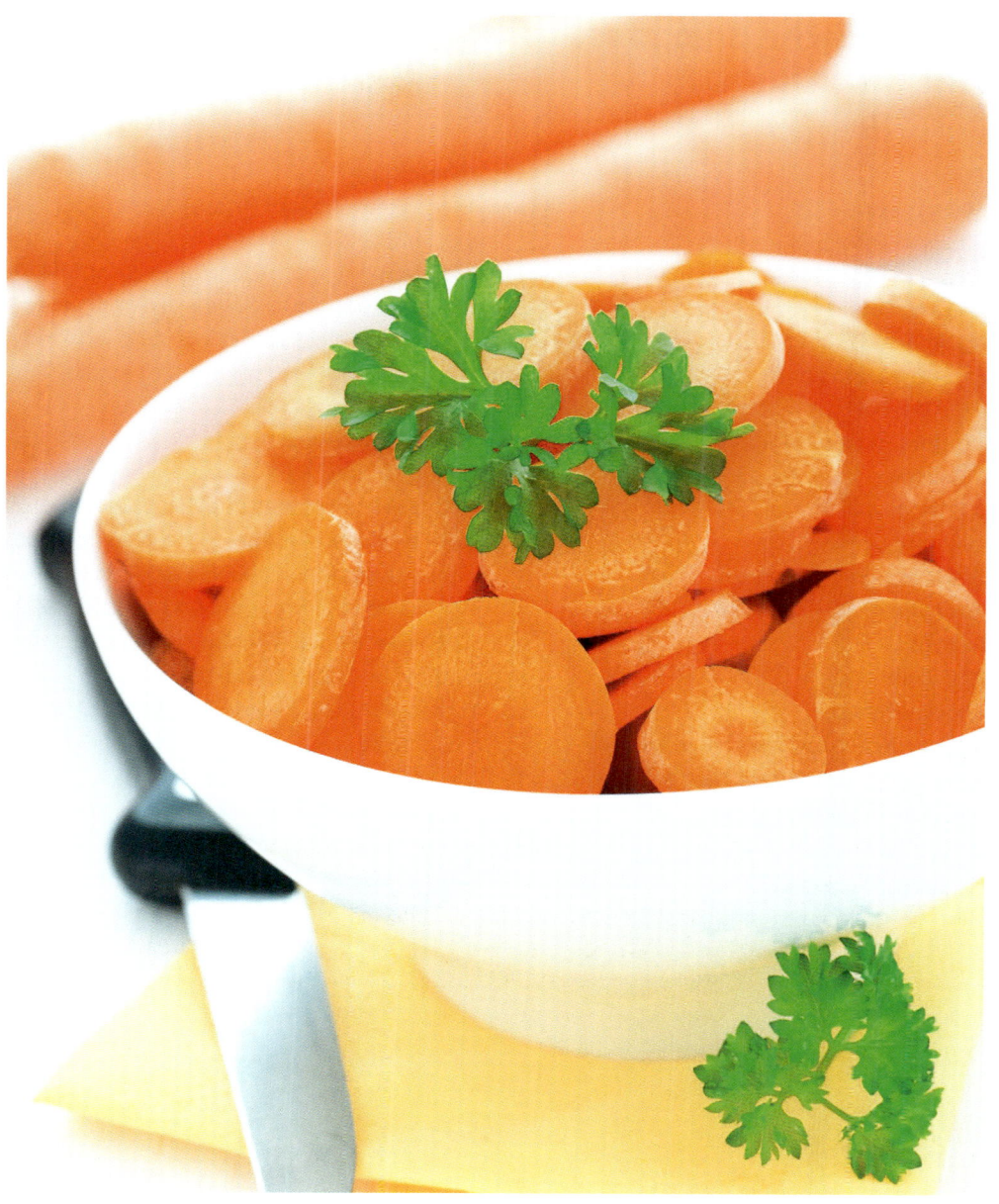

Vegetarische Bolognese

Für 4 Personen
Arbeitszeit: 30–40 Minuten

Zutaten

100 g Sojagranulat

200 ml Gemüsebrühe

1 Zwiebel

1–2 Knoblauchzehen

400 g Tomaten

ca. 200 g Champignons

2 EL Olivenöl

ca. 150 g Tomatenmark

1 EL Essig

1 Prise Zucker

gekörnte Gemüsebrühe

Oregano oder Thymian

Rosmarin

Paprika

Basilikum

Knoblauchpulver

Kräuter der Provence nach Geschmack

50 ml Sauerrahm, Crème fraîche oder süße

Sahne je nach Kalorienbedarf zum Verfeinern

Zubereitung

1. Sojagranulat ca. 10 Minuten in der Gemüsebrühe einweichen.

2. Inzwischen Zwiebel und Knoblauch schälen und fein schneiden. Tomaten waschen, vom Stielansatz befreien und achteln, Pilze säubern, schadhafte Stellen entfernen und in Scheiben schneiden.

3. Das Zwiebelgemisch in Öl leicht andünsten, Soja und Tomaten unterrühren und 10 Minuten mitdünsten. Pilze zugeben und nochmals einige Minuten dünsten. Tomatenmark, Essig und Zucker unterrühren, mit den Gewürzen abschmecken.

4. Nochmals ca. 10 Minuten gar dünsten und bei Bedarf nachwürzen. Vor dem Essen mit Sauerrahm, Crème fraîche oder Sahne verfeinern.

Tipp: Dazu passen Nudeln aus Hartweizengrieß und Kopfsalat.

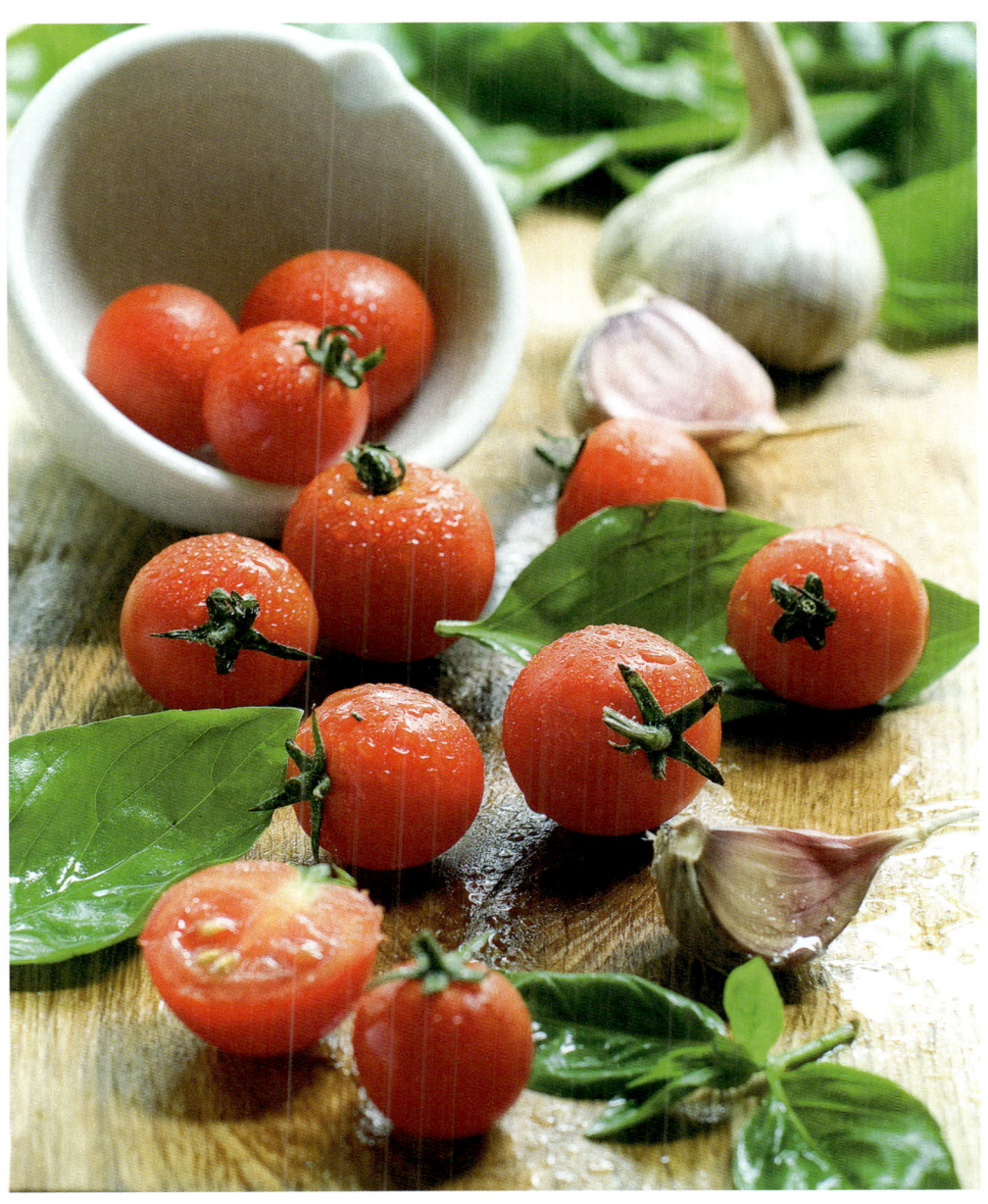

Heidelbeermousse

Für 2–3 Personen
Arbeitszeit: ca. 15 Minuten

Zutaten

200 g Heidelbeeren

etwas Vanillezucker

150 g Magerquark

1 Prise Salz

2 EL Stärkemehl

50 g Puderzucker

100 ml Sahne

3 Eiweiß

Zubereitung

1. Die Heidelbeeren waschen und verlesen, mit etwas Vanillezucker bestreuen und diesen einwirken lassen.

2. Quark mit Salz und Stärkemehl verrühren. Puderzucker unterrühren.

3. Sahne und Eiweiß steif schlagen. Beides vorsichtig unter die Quarkmasse heben.

4. Von den Heidelbeeren einige zum Verzieren zur Seite legen, etwa 40–50 g als ganze Früchte unter die Quarkmasse heben, den Rest püriert.

5. Die Heidelbeermousse nach Möglichkeit sofort genießen.

Erdbeereis

Für 2–3 Personen
Arbeitszeit: 30–40 Minuten

Zutaten

200 g Erdbeeren

50 g Zucker

1 TL Zitronensaft

220–250 ml Milch

50 g Sahne

Zubereitung

1. Erdbeeren waschen und putzen, größere halbieren oder vierteln.

2. Mit dem Zucker, dem Zitronensaft und der Milch pürieren.

3. Die Sahne schlagen und untermischen.

4. Am besten in einer Eismaschine gefrieren

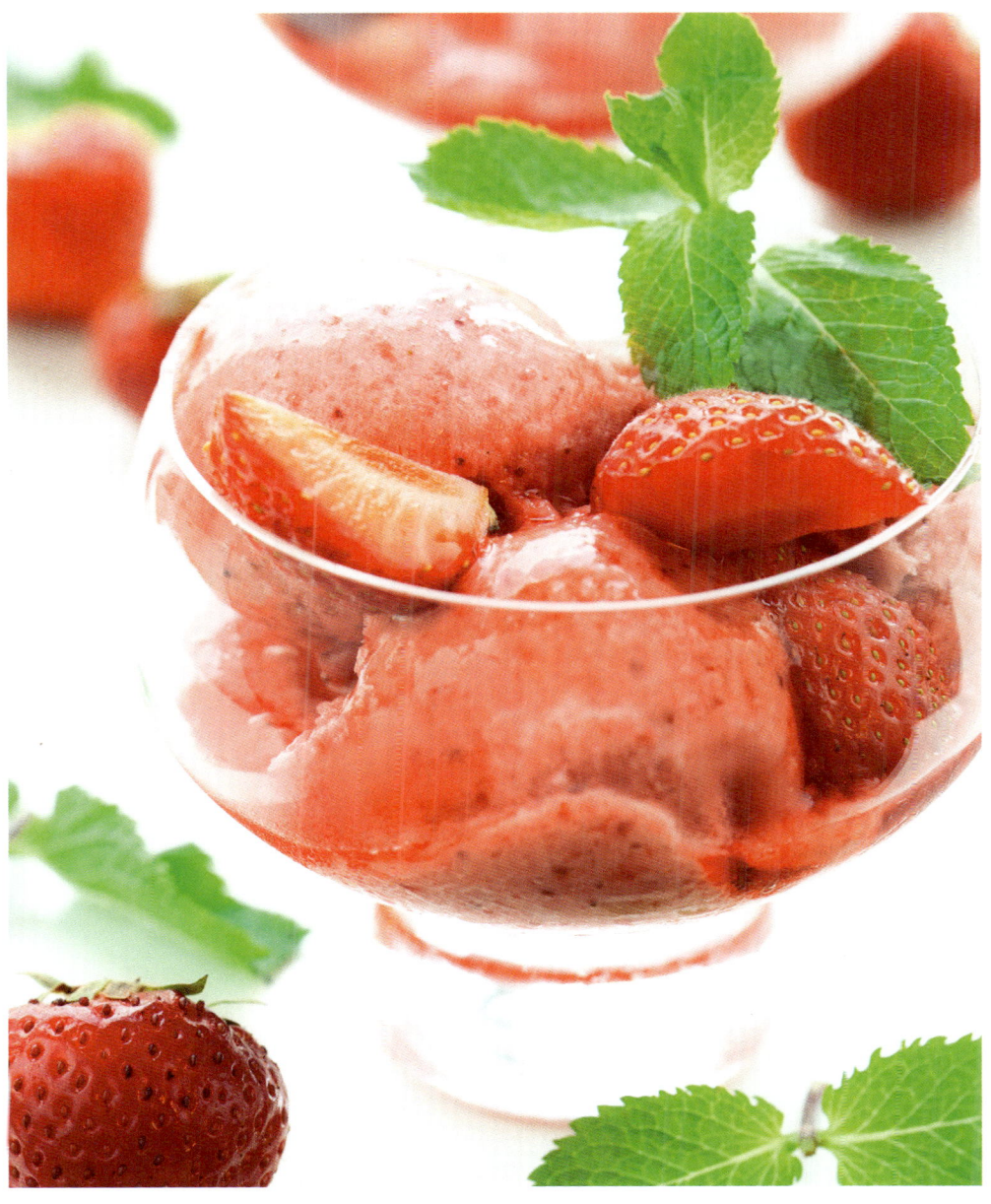

Mandelbrot – köstliches Vitamin E

Arbeitszeit: 15–20 Minuten

Zutaten

3 Eier

160 g Zucker

100 g gemahlene Mandeln mit Schale

100 g gemahlene Haselnüsse

2 EL Semmel- oder Brotbrösel

2 TL Backpulver

½ EL Rum

eingefettetes Butterbrotpapier für die Form

Zubereitung

1. Eier mit Zucker sehr schaumig rühren, übrige Zutaten unterheben.

2. In eine Kastenform füllen, die mit eingefettetem Butterbrotpapier ausgelegt ist.

3. Auf der untersten Schiene bei 175 °C ca. 45 Minuten backen, ohne Vorheizen, danach im Ofen auskühlen lassen.

4. Kuchenform stürzen, Butterbrotpapier entfernen und den Kuchen genießen.

Soufflé aus Aprikosen

Für 2 Personen
Arbeitszeit ca. 25 Minuten

Zutaten

250 g frische, reife Aprikosen

3 Eier

Schale einer halben unbehandelten Zitrone

1–2 TL Zucker

etwas Bratöl zum Einfetten der Souffléform,

50 g Mandelblättchen oder -stifte

Zubereitung

1. Die Aprikosen waschen, entsteinen und halbieren. Früchte pürieren.

2. Eiweiß sehr steif schlagen.

3. Das Aprikosenmus mit den Eigelb, der Zitronenschale und dem Zucker gründlich vermischen. Den Eischnee unter die Mischung heben.

4. Souffléform oder feuerfeste Glasschale einfetten. Aprikosenmischung in die Form füllen und mit den Mandeln bestreuen.

5. Bei 180 °C 15–20 Minuten backen (20 Minuten auf der untersten Schiene) und heiß servieren.

Tipp: Dazu passt Vanillesoße.

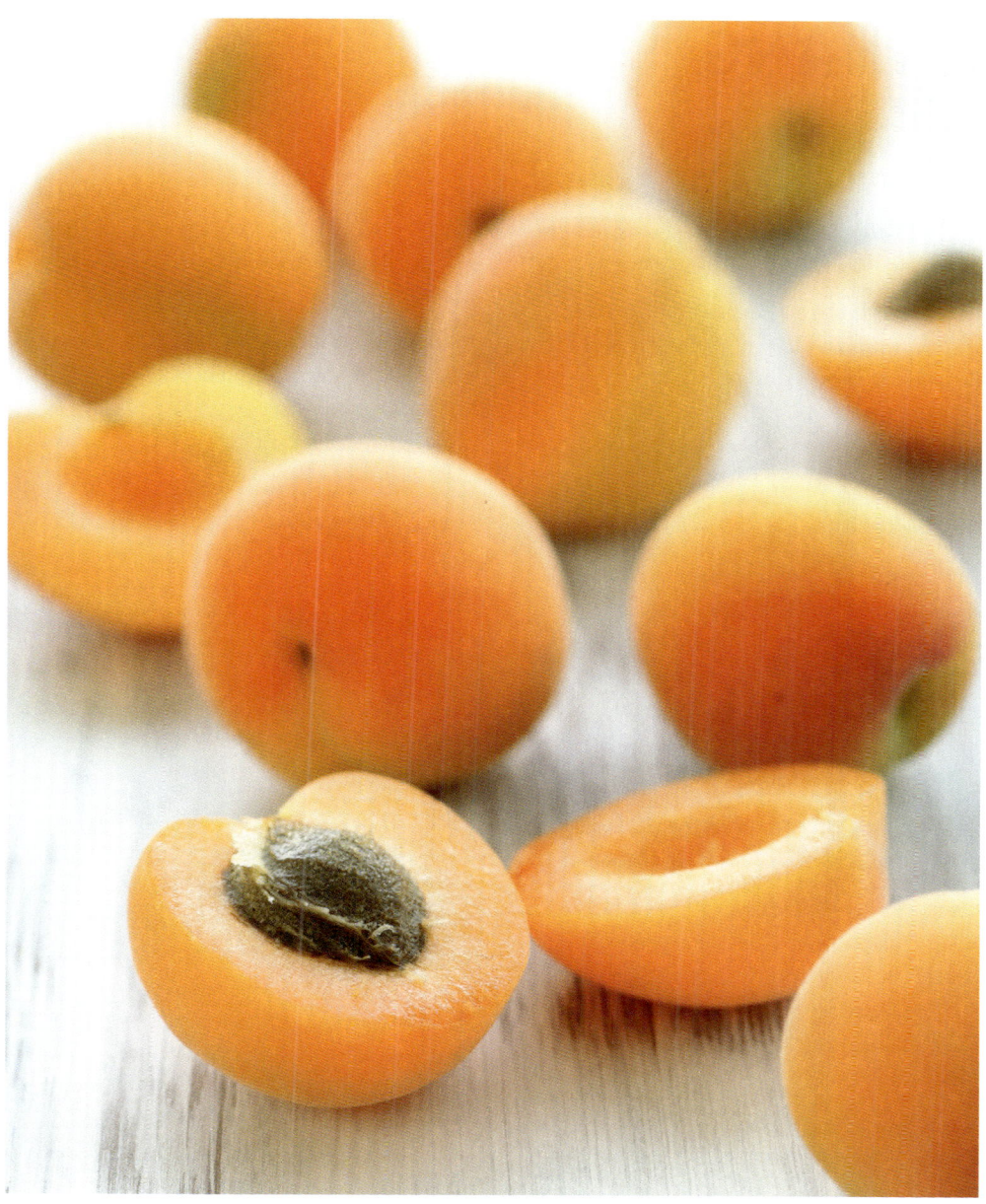

ANHANG

Lexikon

Antioxidantien: Schutzstoffe, die die chemische Reaktion mit Sauerstoff hemmen.

Enzyme: Eiweißverbindungen, die dafür sorgen, dass die zahlreichen biochemischen Prozesse im Körper in eine vorteilhafte Richtung laufen.

Fatigue: Eine Art bleierne Müdigkeit, die man unter anderem nach einer Krebsoperation beobachtet.

Ionisierende Strahlung: Strahlung, die eine Ionisation bewirkt, das bedeutet, die jeweiligen Inhaltsstoffe werden in einen elektrisch geladenen Zustand versetzt. Dazu gehört z. B. Röntgenstrahlung oder Strahlung, die von einem fehlerhaft arbeitenden Kernkraftwerk ausgeht.

Kanzerogene oder Karzinogene: Krebserzeugende bzw. krebsauslösende Substanzen.

Kleie: Die Randschichten des Getreidekorns. Kleie entsteht quasi als Abfallprodukt bei der Herstellung von Auszugsmehlen (Type 405 etc.) und wird z. B. in Form von Kleieflocken oder -pulver und sogar als Tabletten angeboten.

Metastasen: Kleinere Zellen oder Zellverbände, die sich vom Primärtumor ablösen und über das Blut und die Lymphgefäße im Körper verteilen. Sie können sich an einer beliebigen Stelle ansiedeln und dort wiederum zu einem Tumor heranwachsen.

Mikroorganismen: Nur im Mikroskop erkennbare Lebewesen wie Bakterien, Mikroalgen, Mikropilze und Viren.

Nitrosamine: Stoffe, die unter Hitzeeinwirkung beim Braten und Grillen oder auch im sauren Magen aus dem mit der Nahrung zugeführten Nitrit und Eiweiß entstehen, und zwar umso mehr, je mehr Nitrit vorhanden ist. Auch im Pökelsalz von Fleischwaren und einigen Käsesorten ist Nitrit enthalten.

Ödembildung: Körperflüssigkeit sammelt sich in den Zellzwischenräumen an.

Präbiotisch: Präbiotisch bedeutet, dass das jeweilige (Milch-)Produkt mit den Ballaststoffen Oligofruktose oder Inulin angereichert ist, die sich positiv auf die Darmflora auswirken sollen. Ihre Aufgabe ist es, das Wachstum und die Aktivität erwünschter Darmbakterien (Bifidobakterien) zu fördern. Diese Ballaststoffe kommen völlig natürlich in vielen Gemüsearten vor, z. B. Chicorée, Zwiebeln, Lauch, Spargel und Artischocken. Sie beeinflussen nachweislich die Zusammensetzung der Darmflora.

Probiotisch: Probiotisch bedeutet, dass die in einem Produkt enthaltenen Bakterien nach dem Verzehr in ausreichender Menge lebend in den Darm gelangen und dort positive gesundheitliche Wirkungen entfalten. Dazu gehören die Verringerung der Häufigkeit und Dauer von Durchfallerkrankungen, eine erhöhte Immunaktivität und die Vorbeugung eines Wiederauftretens von oberflächlichem Blasenkrebs. Die verwendeten Bakterien stammen ursprünglich aus dem menschlichen Darm. Sie können auch in Pulverform im Reformhaus oder der Apotheke gekauft werden.

Radikale, freie: Sehr reaktionsfreudige, aggressive, instabile Sauerstoffmoleküle, die in gesunden Zellen Entartung, Funktionsverlust und Entzündungsreaktionen hervorrufen können.

Rezidiv: Das Wiederauftreten von Krebs nach einer Behandlung, die zeitweilig erfolgreich war, oder nach spontaner Heilung (Remission). Dies wird meist durch eine unvollständige Entfernung des Tumors verursacht, die nach einiger Zeit zu einem erneuten Auftreten der Krankheit führen kann. Als geheilt gilt derjenige, dessen Tumor innerhalb von fünf Jahren nach der Behandlung nicht erneut auftritt. Einige Tumore können aber auch noch nach dieser Zeit ein Rezidiv verursachen.

Sekundäre Gallensäuren: Sekundäre Gallensäuren entstehen im Rahmen der Verdauung im Dickdarm. Sie werden durch Bakterien aus primären Gallensäuren gebildet. Diese wiederum gehen auf Cholesterin zurück, das in der Leber entsteht und mit der Galle in den Darm ausgeschieden wird. Sie zählen zu den „genotoxischen" Substanzen, das heißt, sie schädigen die DNA (Erbsubstanz). Beide Gallensäuren werden von bestimmten Ballaststoffen gebunden.

Standardtherapien der Krebsbehandlung: Die Standardmethoden der Krebstherapie sind Operation, Chemotherapie und Bestrahlung. Bei einigen Tumorarten werden auch Hormone oder die Immuntherapie eingesetzt. Je nach Art und Ausdehnung der Krebsart wird die Behandlungsform gewählt bzw. die verschiedenen Varianten kombiniert.

Zytostatika: Natürliche oder synthetische Substanzen, die das Zellwachstum bzw. die Zellteilung hemmen und in der Chemotherapie eingesetzt werden.

Hilfreiche Adressen

Krebsinformationsdienst (KID)
Deutsches Krebsforschungszentrum
Heidelberg
Tumorzentrum Heidelberg/Mannheim
Im Neuenheimer Feld 280
69120 Heidelberg
Tel: 06221 410121
www.dkfz-heidelberg.de
www.krebsinformation.de
Rauchertelefon des Deutschen Krebsfor-
schungszentrums: 06221 424200

Deutsche Krebsgesellschaft e. V.
Psychosoziale Krebsberatungsstelle
Hanauer Landstraße 194
60314 Frankfurt am Main
Tel.: 069 6300960
Fachgesellschaft für alle wissenschaftli-
chen und klinischen Fragen zur Krebsfor-
schung, -therapie und -vorbeugung. Für
Betroffene bietet sie Informationen in
Form von Broschüren und vermittelt
Kontakte zu regionalen Beratungsstellen
und Selbsthilfegruppen, mit Außenstellen
in Berlin, Stuttgart, Potsdam, Bremen,
Hamburg, Marburg, Schwerin, Hannover,
Düsseldorf, Koblenz.

**Gesellschaft für biologische
Krebsabwehr e. V.**
Hauptstraße 44
69117 Heidelberg
Tel.: 06221 138020
www.biokrebs.de
Sie unterhält neben der Hauptgeschäfts-
stelle zehn regionale Beratungsstellen z. B.
in Hamburg, Berlin, Dresden, Chemnitz,
Nordrhein Erkrath, Wiesbaden, München.
Informationen zu unkonventionellen
Behandlungsmethoden, ganzheitliche
Therapien bei Krebs, komplementäre
(biologische) Therapien, Adressen von
Kliniken und Therapeuten.
Hier werden Patienten und Angehörige
ausführlich und unabhängig über die
Möglichkeiten biologischer Therapien
beraten. Ein ärztlicher Beratungsdienst
beantwortet kostenlos alle Fragen, nennt
Ärzte, Therapeuten, Kliniken und Selbsthilfegruppen in der gewünschten Umge-
bung und verschickt ein Verzeichnis von
Tageskliniken und Krankenhäusern mit
ganzheitlich-medizinischer Krebsbehandlung. Die Gesellschaft unterstützt auch
alle Bemühungen, die Kostenübernahme
von biologischen Heilmitteln durch die
Krankenkassen zu erreichen und fördert
Studien, die die Anwendung und Verbrei-

tung unterstützender Heilmaßnahmen bei Krebserkrankungen untersuchen.
Dort erhalten Sie auch Adressen und Informationen zu Hyperthermie, Lokale Hyperthermie bei Kindern mit Hirntumoren, Magnetflüssigkeitshyperthermie, Weihrauch-Therapie und anderen biologischen Therapien.

Arbeitsgruppe Biologische Krebstherapie
Institut für Medizinische Onkologie, Hämatologie und Knochenmarktransplantation
Klinikum Nürnberg Nord
Prof.-Ernst-Nathan-Str. 1
90491 Nürnberg
Tel.: 0911 3983056

Deutsche Arbeitsgemeinschaft Selbsthilfegruppen
Friedrichstr. 28
35392 Gießen
Tel.: 0641 7022478
www.dag-shg.de

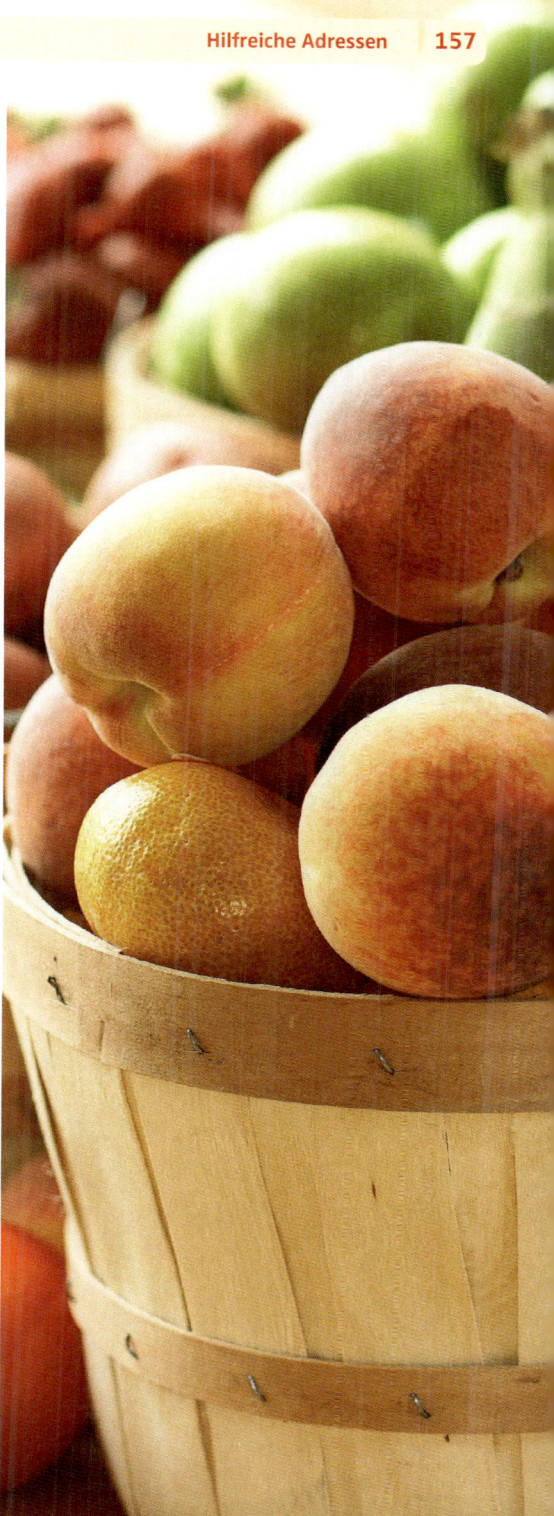

Internet

Deutsche Krebshilfe e. V.
www.krebshilfe.de

www.inkanet.de
Informationsnetz für Krebspatienten und ihre Angehörigen. Die Gründerin Frau Anja Forbiger, will damit „Licht in den Informationsdschungel" bringen.

www.arztauskunft.de
Ca. 160.000 Arztadressen und Kliniken aus dem Bundesgebiet, dabei Suche nach Therapieschwerpunkten

www.krankenkasseninfo.de
Wenn Sie wissen wollen, welche Leistungen und Zuzahlungen Sie für Ihre Krebsvorsorge bekommen bzw. leisten müssen

www.unserehaut.de
Informationen der Arbeitsgemeinschaft Dermatologische Prävention (ADP) zum Thema Hautkrebs

www.krebs-webweiser.de
800 nützliche Internet-Adressen zum Thema Krebs

www.komplementaermethoden.de
Krebsgesellschaft NRW

**www.krebsinformationsdienst.de/
wegweiser/Broschueren/sozialrecht.php**
Hier erhalten Sie Hinweise auf Broschüren zum Thema Sozialrecht sowie zu Leistungsansprüchen, die für Krebspatienten im Sozialrecht festgelegt sind.

www.adjuvantonline.com
Mithilfe dieses Internetprogramms kann man das statistische Risiko bei Brust-, Darm- und Lungenkrebs, nach einer Chemotherapie wieder zu erkranken, berechnen.

Register

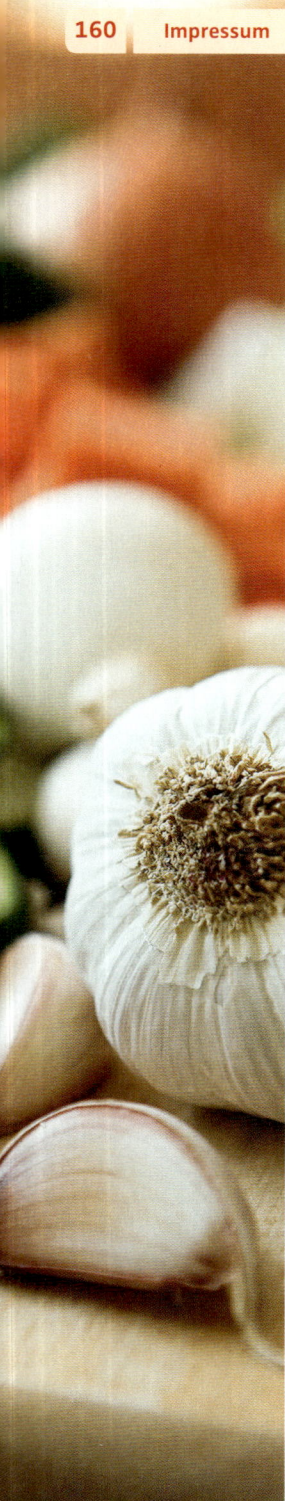

Bibliografische Information der Deutschen Nationalbibliothek
Die Deutsche Nationalbibliothek verzeichnet diese Publikation in der deutschen Nationalbibliografie; detaillierte bibliografische Daten sind im Internet über http://dnb.ddb.de/ abrufbar.

ISBN 978-3-89993-632-2 (Print)
ISBN 978-3-8426-8414-0 (PDF)

Fotos:
Umschlag: Gettyimages
123rf.com: Wavebreak Media Ltd: 10/11; Iofoto: 38; Corinna Gissemann: 45, 147; Sebastian Duda: 63; Omkar Av: 80; Heike Rau: 111; Monika Adamczyk: 115
Fotolia.com: Gudrun: 1; BeTa-Artworks: 2/5; Andreas F.: 6/9; Sarsmis: 20, 41, 143, 153; Eva Gruendemann:31; Elisabeth Coelfen: 33; Georg Schierling: 35; Agatha-Lemon: 36; Andre B.: 40; Benjamin Haas: 52; babsi_w: 60; Annabobrowska: 64; Corinna Gissemann: 65; dusk: 67; lily: 70/71; eskaylim: 77; Jimmy Lopes: 83; Cirquedesprit: 87; Stefan Körber: 89; Eva Gruendemann: 91; petrabarz: 94; IrisArt: 97; Guido Roesen: 109; Paweł Burgiel: 120; Günter Menzl: 121; Andrey Khrobostov: 125; PhotoSG: 126/127; Liv Friis-larsen: 140/141; Matthias Haas: 145; Viktorija: 149; Daniel Gilbey: 160
iStockphoto.com: Marek Mnich: 27; Jill Chen: 29; Oliver Hoffmann.eyewave: 43; Smileus: 48; Elena Elisseeva: 112; Andrzej Burak: 123; Sarsmis: 151; AbbieImages: 157
MEV: 26, 59, 75, 139
Ingo Wandmacher: 22/23, 54

Danksagung
Ich bedanke mich bei der Gesellschaft für biologische Krebsabwehr, insbesondere bei Frau Dr. med. Nicole Weis, für die hilfreichen Auskünfte zur Coy-Diät und andere Informationen

© 2013 Schlütersche Verlagsgesellschaft mbH & Co. KG
Hans-Böckler-Allee 7, 30173 Hannover
www.schluetersche.de

Lektorat: Angelika Lenz, Steinheim a. d. Murr
Layout: Groothuis, Lohfert, Consorten, Hamburg
Covergestaltung: Kerker + Baum Büro für Gestaltung, Hannover
Satz: Die Feder Konzeption vor dem Druck GmbH, Wetzlar
Druck und Bindung: Grafisches Centrum Cuno GmbH & Co. KG, Calbe
Hergestellt in Deutschland.